间歇性导尿

主　审◎廖利民　中国康复研究中心北京博爱医院

主　编◎陈　忠　华中科技大学同济医学院附属同济医院

JIANXIEXING DAONIAO

华中科技大学出版社
http://www.hustp.com
中国·武汉

内 容 简 介

本书共分为十章,分别介绍了间歇性导尿的发展史、应用解剖、适应证、方法及并发症等方面内容;同时,对相关疾病和合理构建间歇性导尿方案进行了详细解读。

本书适用于泌尿外科、康复医学科、神经科、骨科和妇产科等多个学科医疗护理工作,内容丰富,图文并茂,在强调理论的同时,更加注重实用性,适合于各专科医生和护理人员阅读。

图书在版编目(CIP)数据

间歇性导尿/陈忠主编. —武汉:华中科技大学出版社,2021.6
ISBN 978-7-5680-7227-4

Ⅰ. ①间… Ⅱ. ①陈… Ⅲ. ①泌尿外科学 Ⅳ. ①R69

中国版本图书馆 CIP 数据核字(2021)第 112593 号

间歇性导尿 陈 忠 主编
Jianxiexing Daoniao

策划编辑:余 雯
责任编辑:余 琼
封面设计:原色设计
责任校对:李 琴
责任监印:周治超
出版发行:华中科技大学出版社(中国·武汉)   电话:(027)81321913
　　　　　武汉市东湖新技术开发区华工科技园   邮编:430223
录　排:华中科技大学惠友文印中心
印　刷:武汉市金港彩印有限公司
开　本:710mm×1000mm　1/16
印　张:11.5
字　数:229 千字
版　次:2021 年 6 月第 1 版第 1 次印刷
定　价:98.00 元

前　言

　　间歇性导尿系指经尿道或腹壁窦道规律插入导尿管，排空膀胱或储尿囊内尿液后立即移除导尿管的排尿管理方法。与经尿道留置导尿管，或经耻骨上膀胱造瘘留置造瘘管等其他排尿管理方式相比，间歇性导尿在排尿功能障碍患者中的应用较广泛，其不仅可以安全、有效地解决患者排尿问题，还能最大限度地降低尿路感染的风险，提高患者生活质量，减少总体治疗费用。

　　在人类发展史上，因受主观认识和导尿器具客观条件的限制，最早的导尿方式为间歇性导尿。直到二十世纪二三十年代，美国的泌尿外科医生 Frederic Foley 发明了气囊导尿管，才改变了这种局面。气囊导尿管的问世，使得无论是对于男性患者还是女性患者，长期还是短期留置导尿管引流都成为一件相对简单的事情，临床中开始广泛使用留置导尿管导尿。但在随后的四十余年临床实践中，人们发现留置导尿管相关的、无法避免的尿路感染频发问题成为临床专业人士不得不面对的挑战，脊髓损伤继发神经源性膀胱患者的尿路感染问题尤为突出。这促使学者们回到原点，重新审视既往的膀胱管理方式。二十世纪七十年代，Lapides 将自我清洁性间歇性导尿引入神经源性膀胱的治疗，极大地延长了患者的生存时间及提高了患者的生活质量，间歇性导尿继而在世界范围内逐渐得到广泛的认可、普及和推广。

　　欧美等国已经建立了临床上较为科学、规范的间歇性导尿技术流程体系，诸多患者能从中受益。2000 年，欧洲泌尿外科护士学会（EAUN）成立，并发布泌尿科最佳护理实践循证指南。2013 年 EAUN 首次以手册的形式发表导尿术指南，全面介绍了间歇性导尿的基础理论及实践指导建议，并且定期更新该指南文件。然而，我国间歇性导尿技术开展相对较晚，相关大规模临床流行病学研究匮乏。迄今为止，许多医护人员对间歇性导尿技术仍存在一定的认识误区及不足，这种状况限制了间歇性导尿在临床中的推广应用。随着神经泌尿学及尿动力学在国内的发展和普及，该状况近几年开始有了一定改善。我们欣喜地看到国内有关间歇性导尿的研究报道日益增多，这项技术也在康复医学科、泌尿外科、妇产科、骨科、神经内科和神经外科等多个学科得到一定程度的推广和应用，许多患者也从应用传统的长期留置导尿管持续引流，转向应用更为科学的间歇性导尿以管理膀胱,维护膀胱功能的长期健康。但即便如此,国内还没有全面系统地介绍间歇性导尿指征、方法、疗效及并发症的中文书籍,大多数报道零散地刊发在一些专业性杂志上,不利于间歇性导尿临床工作的开展。

为此,编者在二十余年工作实践基础上,全面查阅国内外文献,经系统分析和审核后编写本书。全书共分为十章,分别介绍了间歇性导尿的发展史、应用解剖、适应证、方法及并发症等方面内容;同时,对相关疾病和合理构建间歇性导尿方案进行了详细解读,以期能够帮助广大医护人员正确、规范开展间歇性导尿,帮助有间歇性导尿治疗需求的患者理解和接受间歇性导尿操作,从而让更多的群体获益。

本书适用于泌尿外科、康复医学科、神经科、骨科和妇产科等多个学科医疗护理工作,内容丰富,图文并茂,在强调理论的同时,更加注重实用性,适合各专科医生和护理人员阅读。本书也对间歇性导尿操作,从临床医生的角度给予了一定的指导和建议。

尽管已经尽可能地查阅了大量的资料,也有一定的间歇性导尿指导和研究经验,但是由于编者自身的理论水平、工作经验及资料收集有限,加之间歇性导尿研究领域迅速发展,本书难免有疏漏、不足之处,恳请广大读者不吝赐教,以备校正。

陈　忠

目　录

第一章 间歇性导尿发展史

第一节 导尿术的发展史

导尿术是指使用导尿管将膀胱或储尿囊内尿液排空的一种技术手段,常用于治疗排尿困难、评估膀胱内尿量和尿液性状。人类导尿的历史可以追溯至远古时代,早在3500多年前,人们就用导尿管引流不能排空的膀胱。英语单词"catheter"起源于古希腊语"kathiénai",其含义为"把……插进",或"把……向下发送"。早期导尿的用具都源于自然界,由植物制作而成,如芦苇、茎或木材。随着金属的发明及制作工艺水平的提高,植物制的导尿管逐渐被金属材质导尿管所取代,如金、银,但基本的操作并无变化,即用一个管状物通过尿道进入膀胱,引流完尿液后拔出此管状物。

导尿术在我国传统的中医领域,也有较早的应用。我国有关导尿术的最早记载,见于东晋医药学家葛洪的《肘后备急方》:小便不通,土瓜根捣汁,入少水解之,筒吹入下部……该法通过导管将黏稠的液体用口吹入尿道,借助液体的扩张作用,使液体倒灌进入膀胱,从而在膀胱与尿道之间形成一个液体通道,引出尿液,达到导尿的目的。然而记载中并没有说明导管是由什么材料制成的。

一千多年前唐代著名医家孙思邈撰写的《千金要方》(约成书于公元652年)中介绍:若脏(即膀胱)中热病者,胞涩,小便不通,尿黄赤……为胞屈僻,津液不通,或少腹偏肿而痛,以手按之,则欲小便而不得时,即当以葱叶除尖头,内(纳)阴茎孔中深三寸(折合唐代尺度约为9.5 cm,较现代的导尿管插入男性尿道12~20 cm稍短),微用口吹之,胞胀,津液大通则愈。这段文字详细记载了导尿术的适应证、所需工具以及导尿管插入尿道的深度和具体操作办法,这在早期文献中无疑是非常精细的描述。其原理在于通过葱管的传导,借助气体的张力,使尿道扩张,迫使气体进入膀胱造成"胞胀",进而开启膀胱括约肌,利用尿潴留时膀胱本身的压力将尿液排出体外。该法的优点在于操作较简单,易于掌握,对尿道损伤小,感染机会也较少,是一种比较理想的导尿方法。同时书中还指出,应根据病情轻重分别选用榆皮通滑泄热煎或滑石汤等方以清热利尿通淋。可见孙思邈当时认为,导尿术多适用于膀胱实热引起的小便不通之病证。

元代医家罗天益对导尿术做了重大改进。他在《卫生宝鉴》中记载:蕲有一妓,病转脬,小便不通,腹胀如鼓,数月垂死,一医用猪脬吹胀,以翎管安上,插入廷孔,捻脬气吹入,即大尿而愈。该记载不但用翎管代替了葱管,而且用猪膀胱吹气代替人口直接吹气,对女性患者也很适用,而且操作过程更为考究,猪膀胱、翎管与患者膀胱三者构成一个封闭体系,将气体捻入患者膀胱后,除了利用患者膀胱的压力外,导尿工具还兼有负压吸引作用,因此方法上更趋先进,成功率也大为提高。

至明朝,大量的医学文献记载证明了导尿术已在临床普遍使用,如《本草纲目》《赤水玄珠》等。杨拱在《医方摘要》中记载:用土狗一个炙研,入冰片麝香少许,翎管吹入茎内。指出用翎管代替葱管,导尿管材料的改进极大地提高了操作的便捷性,并开始尝试经尿道给药治疗疾病。

其他国家也很早就存在有关导尿术的记录,最早记录记载在古埃及的莎草纸上,当地人采用经尿道的青铜管、芦苇、秸秆和卷曲的叶子经尿道导尿治疗尿潴留。之后也有采用蜡布、银等材料制作导尿管的报道(表 1-1)。这段时期的导尿管是用各种材质制成的相对简单的装置,一直到十七世纪和十八世纪,导尿管的结构才逐渐变得复杂化。许多早期使用的导尿管是硬质导尿管,因此对使用者要求较高,需要有一定的技巧才能将导尿管放入膀胱。理想的导尿管材质可以弯曲并且要有一定的硬度,这样才能顺利穿过尿道进入膀胱。1839 年,来自宾夕法尼亚州费城的五金器具经销商 Charles Goodyear 很好地解决了这个问题,Goodyear发现自然状态下的橡胶在体温状态下非常柔软,而低温下非常硬,用自然橡胶制作的导尿管使用起来还是非常不便。于是他发明了一种硫化技术,能将橡胶制作成特定形态,并于 1851 年申请了专利。1850 年,拿破仑三世的私人医生 Auguste Nélaton 用这种方法制作成可弯曲的橡胶导尿管,并在导尿管顶端开一个侧孔,使得导尿术得以进一步应用和发展,这种红色直橡胶导尿管直到现在仍在临床上使用。与 Nélaton 同时代的法国器械商 Joseph Charriére 开发出一套至今仍在使用的导尿管型号标尺(图 1-5),即导尿管的型号为直径毫米数的三倍,如 18 French 导尿管直径为 6 mm。

表 1-1 导尿管发展史的重要事件

日　　期	装置和描述
1500 BC	最早记载在古埃及的莎草纸上,选用经尿道的青铜管、芦苇、秸秆和卷曲的叶子经尿道导尿治疗尿潴留
1000 BC	在印度的外科书中,描述了在金、银、铁以及木头管的表面涂抹酥油可以引流尿液,用来治疗尿道狭窄、进行药物膀胱灌注及配合施行切石术
400 BC	关于希波克拉底的文字中记载了可塑形铅管的应用
79 AD	在庞贝发掘的文物中发现一个略成 S 形的青铜制导管,显然是用来治疗尿潴留的(图 1-1)

续表

日　　期	装置和描述
900s	Albucasis 记载了带有多个边孔的可塑银制导管,其显然是为了便于插入膀胱和引流尿液
1100s	中国文字记载经尿道插入中空的葱叶治疗尿潴留。若未能奏效,则常选用硬的木质或金属管来替代葱叶
1500s	Acquapendente 首次记载使用蜡浸渍的布,通过银探条塑形,以减少导尿术带来的损伤
1564	Ambroise Paré 设计了一个长而柔软的银制曲线形导管,便于插入(图 1-2)
1600s	Jan-Baptiste van Helmont 设计了用铅白和亚麻籽油浸渍的鹿皮导管,内置一根鲸须探针。随后缠绕银线,外部的凹槽用白蜡、牛脂填充,或用肠线精细扎起,以防萎陷。但克服鹿皮的腐蚀问题仍是一个难题
1684	Cornelius van Solingen 设计了一个银线制的螺旋管,以羊皮纸支撑丝线,外层涂蜡
1700s	Jean Louis Petit 设计了一个双曲的银制导管,但这个装置的使用满意度还不如先前的导尿管
1731	Jacques de Garengeot 设计了一种带有明显曲线的银制导管,终末端呈圆形的探针状,用于插管时闭合导尿管管腔
1750s	柏林的 Theden 和巴黎的 Bernard 分别选用天然橡胶皮,紧密包被铜质探条,最外层涂抹清漆以克服黏性。然而,清漆无法有效保留,覆盖物极易快速脱落堵塞管道
1752	Benjamin Franklin 设计出银丝螺旋管,其用牛脂涂抹填充导管外凹槽,用于治疗他的兄弟 John 由于结石导致的尿潴留。后来 Benjamin Franklin 也发生这种状况,他将该套装置用于自己
1836	Louis Auguste Mercier 发明了弯头导尿管,其将纺织纤维蘸亚麻籽油烤干,制成中间留有孔道的导尿管,在较大程度上方便了操作
1841	Mercier 发明双弯导尿管,使用时插入更为容易
1850s	Auguste Nétalon 研制出一种橡胶(乳胶)导尿管,在红色硫化橡胶导管的顶端打了侧孔。可以使用胶布或缝线固定(尽管这两种方法都不理想)
1853	Jean Francois Reybard 发明了一种自固定导管,内含两个腔道,一个用于引流尿液,另一个用于充盈顶端的气囊将导尿管固定在膀胱内(图 1-3)

日　　期	装置和描述
1929	开发出现代的自固定的气囊导尿管。这个装置由美国泌尿外科医生 Frederic Foley 发明。在这套装置的顶端有一个独立橡胶制气囊,其通过一个管内独立的细长通道与导管尾端的一个封水装置相连,气囊充水后可以固定导尿管留在膀胱腔内(图 1-4)。Davol 橡胶公司于 1936 年投放这种导尿管。虽然长时间留置导尿管时,乳胶不可避免地经常导致尿道狭窄、导管表面结壳及感染,但这种导管还是很快广泛用于尿失禁和尿潴留的治疗
1940s	美国发明家 David Sheridan 用塑料制造的一次性导尿管极大地减少了患者的费用及交叉感染的风险
1947	德国神经学家 Ludwig Guttmann 认为长期导尿的患者应该首选无菌间歇性导尿术,每间隔 6 h 导尿 1 次,且由专业医生施行
1968	开发出硅橡胶导尿管,使用这种导尿管可降低导管表面结壳和感染的发生率
1971	美国泌尿学教授 Jack Lapides 发现导尿过程中发生的尿路感染是由膀胱内较高的压力和膀胱的过度充盈所致,与消毒的严格与否无关,使用清洁的导尿管就可以进行导尿,并提出清洁性间歇性导尿术的概念,强调防止尿路感染的措施是要尽可能减少尿道损伤
1983	开发出摩擦力极低的亲水导尿管,极大地缓解了插管带给患者的痛苦,同时也减小了尿道癌变的可能
2001	开发出化学物质预浸渍和抗菌涂层导尿管,目的在于减少表面菌膜和结壳形成。这种导尿管能减少导管相关尿路感染的发生风险,但也只能维持 2～3 周

　　早期导尿管的应用,由于受到制作导尿管材质的限制,橡胶导尿管很难固定在原位,男性常常需要用胶布将留置的导尿管固定在阴茎皮肤上,女性则更为困难,有时候需要将导尿管缝合固定在尿道外口周围皮肤上。即使这样,也很难保持长期留置导尿,因而很多情况下都是选择间歇性导尿。1825 年英国军医 James Guthrie 首次提出带有可充气囊的导尿管,但这种导尿管气囊主要用于扩张狭窄的尿道,并非是作为固定导尿管的装置。1853 年 Jean Francois Reybard 发明了第一个可以自固定的球囊导尿管,这种导尿管由浸泡在亚麻籽油内纺织物烘干而成,带有一个小的可充气气囊(图 1-3)。1927 年,来自美国的 Vincent Oddo 医生设计了一个带有 5 mL 气囊的橡胶双腔导尿管,但这种导尿管不实用,因为当时橡胶材质的气囊接触了膀胱内的尿液后很容易破裂。泌尿外科医生 Frederic Foley 利用乳胶制成一体化气囊导尿管,他发明这种导尿管最初的用意是止血用,导尿管的袋状部分可以充水或气体,用于控制经尿道前列腺电切术后的出血,但后来发现这种"止血袋"非常适合用来自固定导尿管,Foley 医生在 1935 年美国泌尿外

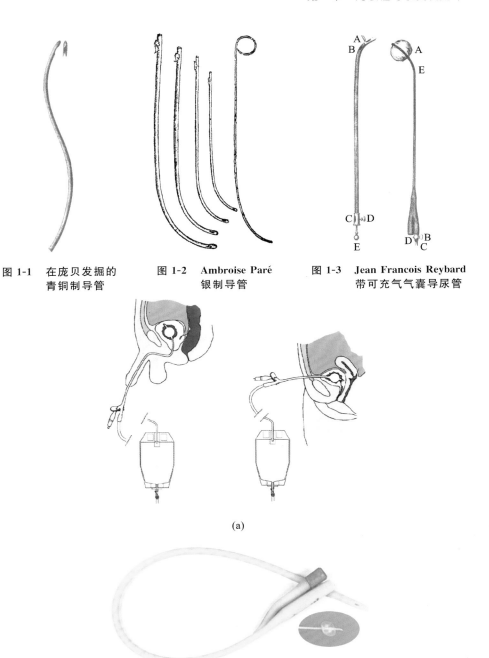

图 1-1 在庞贝发掘的
青铜制导管

图 1-2 Ambroise Paré
银制导管

图 1-3 Jean Francois Reybard
带可充气气囊导尿管

(a)

(b)

图 1-4 Foley 气囊导尿管

（a）Foley 气囊导尿管使用示意图；左：男性经尿道留置导尿管；右：
女性耻骨上膀胱留置造瘘管。（b）Foley 气囊导尿管实物图

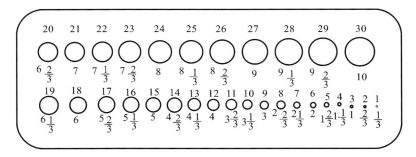

图 1-5　Joseph Charriére 的导尿管型号标尺

科年会上报道了这种导尿管。橡胶公司的工程师 Paul Raiche 进一步完善了 Foley 医生的设计方案,并于 1936 年获得专利,允许其生产这种通常称为 Foley 气囊导尿管的一体化乳胶气囊导尿管(图 1-4)。随着气囊导尿管的问世,无论是对于男性患者还是女性患者,短期或长期留置导尿管引流都成为一件相对简单的事情,因而尿潴留和尿失禁的治疗迈入一个以留置导尿管为主要措施的新时代。

外科无菌原则的先驱、英国格拉斯哥的外科医生 Joseph Lister 研究发现正常人的尿液是无菌的,并且具有一定的抵抗细菌感染的能力,但也有可能被尿液中的成分、血液中的细菌或检查的器具污染而造成尿路感染。为避免导尿操作诱发的尿路感染,Lister 提出导尿过程中的清洁技术和无菌原则。这些技术和原则成为当时导尿操作的标准程序,增加了导尿操作的安全性。

第二节　现代间歇性导尿的发展史

间歇性导尿(intermittent catheterization,IC)系指经尿道或腹壁窦道规律插入导尿管,待膀胱或储尿囊内尿液排空后立即移除,以帮助不能自主排尿的患者排空膀胱或储尿囊的治疗方法。膀胱管理源于 19 世纪末的德国,医学专家威尔海姆·瓦格纳通过定期翻身和定期排空膀胱,避免脊髓损伤(spinal cord injury,SCI)患者早期死于压疮和尿路感染,成功救治 1 例由于矿洞塌方造成的脊髓损伤矿工。威尔海姆·瓦格纳过世后,特奥多·克歇尔继承了他的治疗方法,并以相同的治疗原则用于 SCI 患者的膀胱管理。而后这些原则写进了由瓦格纳和克歇尔两位教授共同撰写的教科书里,并成为第一次世界大战期间 SCI 患者的标准治疗方法。

第一次世界大战期间,数百万伤员从战地医院转移至后方。然而 SCI 伤员中 70% 未能幸存下来,导致患者死亡的主要原因是不合理的救治导致的泌尿系统感染及继发性肾功能不全。其中,法国 SCI 伤员死亡问题最为严峻,绝大多数士兵死亡的主要原因是压疮和尿路感染。惨痛的教训促使法国政府意识到,必须建立 SCI 专科医院以收治 SCI 的特殊群体。为此法国政府邀请克隆普盖氏夫人,在巴黎成立了法国第一家专科康复医院,这也是第一次世界大战期间唯一一家专门收治 SCI 士兵的康复医院。该康复医院坐落在巴黎著名景点荣军院内,这里也是拿破仑一世的安息地。图 1-6 所示为第一次世界大战期间所使用的导尿管,导尿管的材质是银。当时的导尿术在绝大多数国家均由医生负责操作,1914 年巴黎的医生采取的导尿方式、患者的体位与现代方法都有明显差异(图 1-7)。第一次世界大战结束后,SCI 伤员明显减少,许多康复医院或收治战场上伤员的医院关门歇业,导致许多正确的治疗方案掩埋在历史尘埃里,无法普及并为世人所遗忘。

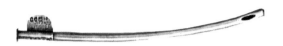

图 1-6　第一次世界大战期间所使用的银质导尿管

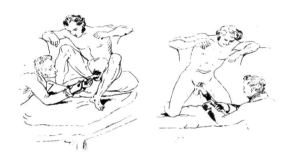

图 1-7　1914 年在巴黎采取的导尿方式

间歇性导尿最早由 Stromeyer 于 1844 年提出,他推荐采用定期冲洗的方法将感染的尿液从膀胱内导出。1901 年,Morton 建议 SCI 患者应在无菌条件下排空膀胱。1917 年,Thompson-Walker 等认为 SCI 后应尽早进行导尿,以后定时每天导尿 3 次。但由于导尿管材质及护士护理培训的问题,1900—1945 年间人们更多选用经尿道留置导尿(indwelling catheterization,IDC)、潮式引流(留置导尿管间断性充盈和排空膀胱)和耻骨上造瘘来处理慢性膀胱排空障碍问题。潮式引流最初由 Laver 提出,1935 年波士顿的 Munro 成为该技术的倡导者,Munro 希望能通过间歇性充盈膀胱,充分恢复膀胱逼尿肌张力,并增加膀胱容量。一段时间内潮式引流成为 SCI 患者脊髓休克期持续导尿后膀胱训练的唯一方法。但研究显示,该治疗方式的临床效果欠佳,约 80% 的患者死于伤后第 1 周,或随后数月内继发的压疮或尿路感染。从现代的医学观点来看,留置导尿管夹闭-开放不仅无法改善 SCI 患者的膀胱顺应性和容量,反而会增加感染的风险,甚至导致肾脏损害。

不幸的是,人们尚未摆脱第一次世界大战的阴影,近代史上死亡人数最多的第二次世界大战随之爆发,膀胱管理的理论和实践在第二次世界大战期间真正走向高峰。膀胱管理的奠基人——路德维希·古特曼爵士在第二次世界大战期间,在英国成立了 SCI 专科康复医院(斯托克·曼德维尔医院脊髓康复科)(图 1-8、图 1-9),第一次提出组建多学科合作团队,包括泌尿外科学、神经病学、神经外科学、骨科学、康复学专业人员,共同负责伤后战士的康复治疗工作;强调了护理人员在监督指导患者中的重要性;提出监测患者膀胱功能,开展间歇性导尿;并极富远见地将物理疗法和临床治疗有效结合,主张尽可能让患者回归家庭。1944 年,古特曼爵士在英国斯托克·曼德维尔成立国家脊髓损伤中心。古特曼爵士在临床工作中发现留置导尿管和耻骨上膀胱造瘘均无法有效控制逆行性尿路感染,进而提出无菌性间歇性导尿(sterile intermittent catheterization,SIC)的概念,即用无菌操作实施的间歇性导尿。1947 年,古特曼爵士提出用于 SCI 患者的无菌性间歇性导尿术,他认为间歇性导尿可以使患者相对处于不带导尿管状态,以便膀胱周期性扩张刺激膀胱,促进膀胱功能恢复;同时,由专业人士操作的无菌性间歇性导尿能将导尿时引入细菌导致感染的风险降至最低。同年,古特曼爵士报道 SIC 能显著减少尿路感染的发生,且没有尿道狭窄和尿瘘发生,可帮助患者早期恢复排尿功能。配合使用定时导尿和限制液体摄入,直至平衡性膀胱反射功能建立,或采用其他非侵入性方法排空膀胱。上运动神经元损伤患者可以选择耻骨上叩击诱发膀胱收缩,而下运动神经元损伤患者则选择 Credé 法,或腹部用力,并联合口服氯化氨甲酰甲胆碱以排空膀胱。1966 年,古特曼爵士发布数个研究结果,报道 476 例 SCI 患者 11 年 SIC 后随访结果,患者中尿路感染、膀胱输尿管反流、特发性肾积水和结石病显著减少,409 例男性患者中未见尿瘘发生。至此,在 20 世纪 60 年代中以强有力的证据第一次向全世界的医学专业人士证实了古特曼爵士的 SIC 治疗方案的临床获益,随后该方案逐步被全世界医生所接受,并迅速在全球推广。

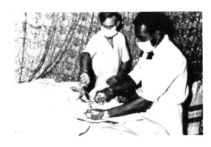

图 1-8　路德维希·古特曼爵士当时使用窗帘隔离成简陋的无菌操作区

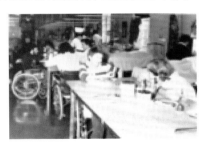

图 1-9　斯托克·曼德维尔医院脊髓康复科在缺乏空间和隐私保护的环境下执行间歇性导尿

20 世纪早期,许多医生认为间歇性导尿反复插导尿管会给医生、护士和患者带来诸多不便,也有医生认为反复插入导尿管会增加细菌感染的风险,故间歇性导尿在临床的使用和推广遇到了强大的阻力。尽管早期导尿以间歇性导尿为主,但随着时间的推移,特别是 Foley 气囊导尿管的推出,Foley 气囊导尿管持续尿液引流较间歇性导尿更受人推崇。一般将长期留置导尿定义为留置导尿管超过 30

天。但两派(支持和反对留置导尿)的观点争论一直没有停息,直至 20 世纪中叶。

20 世纪 70 年代初,美国的泌尿外科教授 Jack Lapides 报道细菌并非导致尿路感染的唯一因素,较之细菌本身,持续滞留于膀胱内的尿液及膀胱内高压也是导致尿路感染的关键因素。基于这些因素,Lapides 教授认为古特曼爵士提出的间歇性导尿无菌操作本身从生理学角度来说并不必要,从成本支出和资源利用率的角度来看也是不切实际的。为了证实这一观点,1970 年冬,Lapides 教授和 Betty S Lowe 护士首次选择将自我清洁性间歇性导尿技术用于 1 例继发于多发性硬化症的神经源性膀胱,并导致尿失禁和反复尿路感染的 30 岁女性患者。这例患者在接受自我清洁性间歇性导尿的同时服用溴丙胺太林,短时间内能实现完全控尿,且没有发生尿路感染。这个患者自身也认为无菌性导尿不是非常重要。一次她到欧洲旅行的时候,导尿前无菌导尿管掉到公用卫生间的地板上,当时她没有其他备用导尿管,只是将污染的导尿管进行简单的清洗后完成自我导尿操作,但随后并未发生诸如感染等不良反应。

1971 年 Lapides 教授等提出了清洁性间歇性导尿(clean intermittent catheterization,CIC)的概念,强调排尿的频次较无菌条件更为重要。Lapides 教授认为大多数尿路感染是因为患者尿路中存在某种潜在的异常,降低了组织抵御细菌入侵的能力。其中最常见的因素是膀胱过度膨胀致使膀胱壁血供减少,所以无菌性导尿操作并非必需,只需应用清洁性导尿规律排空膀胱即可解决问题,导尿管带入的少量细菌可由机体自身的抵抗力加以清除。次年 Lapides 教授将自我清洁性间歇性导尿(clean intermittent self-catheterization,CISC)技术引入神经源性膀胱的治疗,由患者自己完成导尿操作。对于缺乏无菌性间歇性导尿操作人员和设备的地方,或对于需要居家间歇性导尿的患者,CISC 是一种比较好的选择方式。便捷、低成本和较高的安全性等优势使间歇性导尿技术快速普及和被人们所接受,同时也被学者认为是神经源性膀胱治疗史上的一个重要里程碑。随后的三四十年里,SCI 患者与肾脏相关的死亡率显著下降,伴有神经源性膀胱的神经损伤患者的生活质量有了很大改善。如今,清洁性间歇性导尿,包括自我导尿或他人辅助导尿,成为伴有神经源性膀胱患者排空膀胱的治疗"金标准"。这项技术安全、有效,不仅能改善患者的肾功能和上尿路状态,还能最大限度地减少膀胱输尿管反流和尿路感染的风险,提高患者的生活质量。

第三节　间歇性导尿现状

在全球,每年都有很多患者因各种疾病需要接受导尿治疗,间歇性导尿应用可以为这些患者提供很好的帮助。在美国,每年有 10000 名新发的多发性硬化症患者,其中有 40%～90% 的患者随着疾病的进展可能需要进行自我间歇性导尿治疗;每年有 12000 名新发 SCI 患者,所有患者早期都需要导尿处理,其中大多数可能需要终生导尿;每年有 800000 名新发脑卒中患者,其中 15% 可能需要自我间歇性导尿;每年有 60000 名新发帕金森病患者,其中 37%～72% 可能要接受自我间歇性导尿治疗;每年有 1500 名脊柱裂的新生儿,其中 61% 可能需要自我间歇性导尿。由此可见,自我间歇性导尿的潜在人群是非常巨大的,我们必须予以正视和重视。

在世界范围内,越来越多的学者意识到间歇性导尿的价值和重要性,并指导、教育患者采用这种方法排空膀胱。间歇性导尿的适应证、操作方法、并发症等被进行了很多有益的探索,并被进行了广泛的报道,使得这项治疗措施在临床中的应用更为规范、合理,也使更多的患者从中受益。Gonzalez Chiappe 于 2015 年报道了一组关于来自法国大城市的于 2012 年 10 月到 2013 年 9 月间 1287 名全科医师及接受自我间歇性导尿的 29642 名患者现状的横断面研究结果,患者均大于 18 岁。施行自我间歇性导尿患者的流行率大约为 61.7(95% 可信区间为 61.0～62.4)/10000 居民,男性患者占 58.8%,患者的平均年龄为 53.8 岁,每天的导尿次数是 4.84 次,持续 10.5 年。为进一步规范这项技术,成立于 2000 年的欧洲泌尿外科护士学会(European Association of Urology Nurses,EAUN)发布多个泌尿科最佳护理实践循证指南,并于 2013 年发布该指南的最新增补内容,以手册的形式,推出导尿术指南,书中全面介绍了间歇性导尿的基础理论及实践指导建议,并加入了大量的插图、参考文献及注解,以帮助护士掌握间歇性导尿的适应证和禁忌证、设备、护理原则、导尿管护理建议和患者与护理者教育等内容。具体内容可以登录 EAU 官网(http://www.uroweb.org/nurses/nursing-guidelines/)和 EAUN 官网(www.eaun.uroweb.org)浏览全文。

自我间歇性导尿是为由于神经性因素或非神经性因素造成的急性、慢性尿潴留患者提供排空膀胱的有效方法。大多数情况下,自我间歇性导尿需要在医护人员指导下进行。因此,无论是患者还是相关医护人员,都应该掌握自我间歇性导尿的操作方法、适应证、设备、局限性和风险,以便医护人员对患者进行恰当的指导和管理。我国间歇性导尿的临床应用相对起步较晚,直至 20 世纪 90 年代,国内的同仁方开始接受并报道间歇性导尿,有关自我间歇性导尿的资料较少,而且分散在泌尿外科、康复科等学科的专业书籍中,高质量研究匮乏。

目前我国尚缺乏间歇性导尿大规模的临床流行病学研究资料。时至今日,仍有部分医护人员对间歇性导尿存在认识误区及对其认知不足,限制了间歇性导尿在临床上的推广应用。2016 年杜艳会等报道,为了了解医护人员对间歇性导尿技术在神经源性膀胱中应用的认知现状,采用便利抽样的方法对重庆市某三级甲等医院 387 名医护人员进行间歇性导尿在神经源性膀胱中应用的认知问卷调查。在抽样的 387 名医护人员中医生 161 人,年龄 22～62 岁((31.1±7.8)岁);护士 226 人,年龄 21～54 岁((28.3±5.7)岁)。调查结果显示,医生、护士对间歇性导尿在神经源性膀胱中应用的认知度较低,分别为(9.35±2.93)分和(8.78±2.83)

分,均不足总分(16 分)的 60％。16 个问题中,仅有 3 个问题正确率高于 80％,分别是神经源性膀胱是否需要定期随访、间歇性导尿操作过程中遇到阻力时的处理方式及间歇性导尿是否能提高患者的生活质量;超过 1/3 的问题正确率低于 50％,问题主要集中在神经源性膀胱的病因、治疗首要目标、治疗方法,间歇性导尿的前提、饮水量要求及间歇性导尿的禁忌证等。该调查说明即使是医护人员,对神经源性膀胱和间歇性导尿相关知识也严重缺乏,需要采取措施提高其认知水平。

虽然清洁性间歇性导尿已成为神经源性膀胱的有效治疗方法,但该方法在临床应用时仍有一定的专业要求,多数患者需要在临床医护人员指导下完成。邓水娟等为了解清洁性间歇性导尿患者对间歇性导尿技术的知识和方法的健康教育需求,使健康教育活动的开展更有针对性和有效性,对广州地区 60 例接受间歇性导尿的神经源性膀胱患者进行了健康教育需求问卷调查。结果发现患者对自己每天饮水量比较关心(知晓率为 74.6％),但对于自己的剩余尿量、膀胱容量及压力等信息关注不够。患者普遍关心与清洁性间歇性导尿有关的知识,其中患者较关注的 5 项分别为饮食指导、并发症的观察、并发症的预防、尿道卫生保健和膀胱的情况。另外患者对膀胱、尿道的解剖生理知识及导尿时的环境要求比较容易忽略。由此可见,全社会应重视清洁性间歇性导尿技术的健康教育,加大临床健康教育力度,不仅要让患者熟练掌握自我清洁性间歇性导尿的技术,还要让患者通过理解疾病基本知识,懂得神经源性膀胱自我管理的全面知识,包括饮水计划、定时导尿、预防并发症等。

近几年,我国间歇性导尿知识的普及和临床应用水平有了极大提高,间歇性导尿相关研究及临床应用的报道日趋增多,该项技术也在康复科、泌尿外科、妇产科、骨科、神经内科和神经外科等多个专科得到了广泛的推广和应用,很多患者也开始接受并坚持采用间歇性导尿进行自我膀胱功能管理。各专业指南性文件对间歇性导尿的指征、方法等进行了详细说明,如中国康复医学会康复护理专业委员会制定的《神经源性膀胱护理指南(2011 年版)》、中华医学会泌尿外科学分会制定的《神经源性膀胱诊断治疗指南(2019 年版)》等。为了科学引导并规范临床及社区护理人员进行神经源性膀胱护理实践,提升护理人员护理实践能力,以满足神经源性膀胱患者护理需求,中国康复医学会康复护理专业委员会组织了数十名康复护理和医学专家,根据神经源性膀胱疾病特点及最新研究进展,在循证的基础上,制定并发布了《神经源性膀胱护理实践指南(2017 年版)》,以更好地为广大排尿功能障碍患者提供可行的、最佳的循证护理依据。

主要参考文献

[1]　杜勇.中国古代导尿术应用史略[J].中华医史杂志,1995,25(1):35-37.

[2]　王斌全,赵晓云.导尿术的发明与发展[J].护理研究,2008,22(11A):2913.

［3］　Feneley R C L,Hopley I B,Wells P N T. Urinary catheters:history,current status,adverse events and research agenda［J］. J Med Eng Technol,2015,39 (8):459-470.

［4］　Patel S R,Caldamone A A. The history of urethral catheterization［J］. Medicine and Health,Rhode Island,2004,87(8):240-242.

［5］　Bloom D A,McGuire E J,Lapides J. A brief history of urethral catheterization ［J］. The Journal of Urology,1994,151(2):317-325.

［6］　Di Benedetto P. Clean intermittent self-catheterization in neuro-urology［J］. Eur J Phys Rehabil Med,2011,47(4):651-659.

［7］　Guttmann L,Frankel H. The value of intermittent catheterisation in the early management of traumatic paraplegia and tetraplegia［J］. Paraplegia, 1966,4(2):63-84.

［8］　Lapides J,Diokno A C,Silber S J,et al. Clean,intermittent self-catheterization in the treatment of urinary tract disease［J］. The Journal of Urology,2017,197(2S):S122-S124.

［9］　Lapides J,Diokno A C,Lowe B S. Followup on unsterile,intermittent self-catheterization［J］. The Journal of Urology,1974,111(2):184-187.

［10］　Lamin E,Newman D K. Clean intermittent catheterization revisited［J］. Int Urol Nephrol,2016,48(6):931-939.

［11］　Nazarko L. Intermittent self-catheterisation:past,present and future［J］. Br J Community Nurs,17(9):408,410-412.

［12］　Goldman H B,Amundsen C L,Mangel J,et al. Dorsal genital nerve stimulation for the treatment of overactive bladder symptoms ［J］. Neurourol Urodyn,2008,27(6):499-503.

［13］　Gonzalez Chiappe S,Lasserre A,Chartier Kastler E,et al. Use of clean intermittent self-catheterization in France:a survey of patient and GP perspectives［J］. Neurourol Urodyn,2016,35(4):528-534.

［14］　熊宗胜,高丽娟,赵超勇. 间歇性导尿在脊髓损伤患者中的应用［J］. 中国康复理论与实践,2003,9(4):223-225.

［15］　杜艳会,刘玲,邓晶,等. 医护人员对间歇性导尿术在神经源性膀胱中应用的认知调查［J］. 护理研究,2016,30(32):4065-4068.

［16］　邓水娟,周君桂,高钰琳,等. 神经源性膀胱患者清洁间歇导尿健康教育需求调查分析［J］. 中国康复理论与实践,2013,19(12):1114-1117.

第二章　间歇性导尿的应用解剖

泌尿系统由肾脏、输尿管、膀胱及尿道组成(图 2-1),其主要功能是将机体代谢过程中所产生的各种不为机体所利用或者有害的物质,通过尿液排出体外。

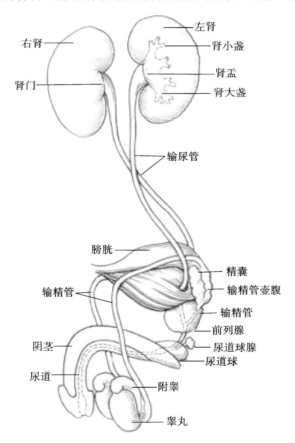

图 2-1　泌尿系统组成(男性)

尿液是在肾单位中产生的。原尿经由肾小球和肾小囊内壁的滤过、肾小管的重吸收和排泄分泌等过程后形成最终的尿液,经由输尿管输送至膀胱内储存。尿液在肾脏内的形成是持续不间断的,而人体排尿则是间断性的过程。将尿液生成的持续性过程转变为人体间断性排尿过程,这是由膀胱完成的。膀胱是一个囊状结构,位于盆腔内。尿液在肾脏生成后经输尿管源源不断地流入膀胱,在膀胱中储存,当储积到一定量之后,就会产生尿意,在神经系统的支配下,经尿道排出体外。

导尿术是一种常用的临床操作,指经尿道将导尿管插入膀胱,将膀胱内尿液引流出体外的操作方法,具有一定的专业性和操作要求。男性和女性的尿道解剖结构不同,而不同年龄的人群的膀胱和尿道的解剖结构也会有一定的差异,导尿操作时需依据特征的差异而选择针对性的方法进行处理。因此进行导尿操作的人员需要接受一定的培训,一定要充分了解人体膀胱和尿道的解剖结构,这样才能准确、安全和高效完成操作。

第一节　肾和输尿管的应用解剖

肾脏是赤褐色成对的器官(图 2-2),通常男性的单个肾重约 150 g,女性约 135 g,垂直长度 10～12 cm,左右横径 5～7 cm,前后径 3 cm,由于上方肝脏压制,右肾比左肾稍微短而宽,儿童肾脏相对较大,且有更加明显的胎儿分叶状,这种分叶出生时存在,通常在出生后 1 岁内逐渐消失,偶见于成人。

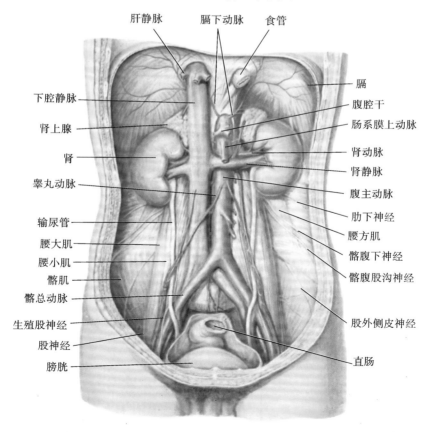

图 2-2　腹后壁(示肾及输尿管的位置)

　　肾脏分为肾实质和肾髓质两个部分,尿液在肾实质内产生,通过位于肾髓质内肾锥体中的集合管收集尿液流入肾小盏内,后者呈漏斗形,共有7~8个。然后2~3个肾小盏合成一个肾大盏,2~3个肾大盏再合成肾盂。肾盂离开肾门向下弯行,并逐渐变细与输尿管相移行(图2-3)。

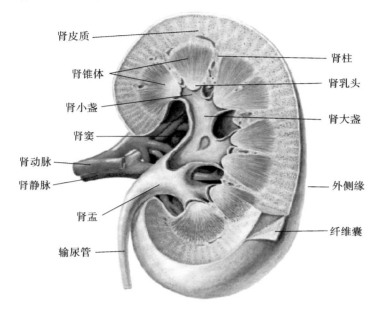

图 2-3　肾冠状面

　　输尿管是一对扁而细长的肌件管道,位于腹膜后间隙。左右各一,起自肾盂末端(约平第2腰椎上缘水平),终于膀胱,成人长25~30 cm。两侧输尿管的长度大致相等。其管径粗细不一,平均0.5~1 cm。输尿管的全长可分为腹段、盆段和壁内段三部分,其中膀胱壁内段斜贯膀胱壁,长约1.5 cm(图2-4)。输尿管的蠕动

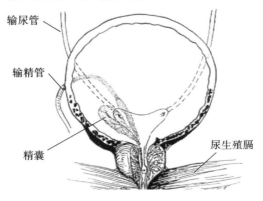

图 2-4　输尿管与膀胱(男性)

方向是从上至下的单向蠕动,当膀胱充盈时,壁内段的管腔闭合,因此有阻止尿液从膀胱反流到输尿管的作用。如果壁内段过短,会导致尿液反流现象的发生,例如,部分人群在儿童时期该段输尿管较短,可能会出现尿液反流现象。

第二节　膀胱的应用解剖

膀胱是一储存尿液的囊性空腔脏器(图 2-5),是尿液的临时储存场所。膀胱在神经的支配下,通过括约肌控制的尿道将尿液排出。

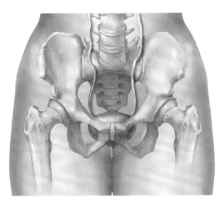

图 2-5　膀胱的位置

膀胱空虚时,完全位于盆腔内,充盈则向前上部膨胀至腹腔。成人膀胱呈四面锥形体,分为底、体、尖及颈四部和上面、两个下外侧面(图 2-6)。膀胱底为三角形,朝向后下方;女性膀胱底紧贴阴道前壁,男性膀胱底上部间隔着直肠膀胱陷凹,下部有精囊腺和射精管壶腹与直肠相邻。膀胱尖朝向耻骨联合上部,由脐正中韧带与脐相连;膀胱体上面呈三角形,前角为膀胱尖,后方二角为输尿管进入膀胱部,两侧边缘有脐外侧韧带;位置最低的膀胱颈位于耻骨联合下部后方 3～4 cm 处,也是最固定的部位,位于骨盆下口稍上方水平,其间有尿道内口穿过。

膀胱内侧黏膜由尿路上皮及具有支持作用的固有层构成。固有层由疏松的纤维弹性结缔组织构成,内有少许细小的平滑肌束,形成不完整且发育不全的黏膜肌层。固有层内还广泛存在血管网,增加了固有层的厚度,在膀胱底和侧下方的固有层厚度为 500 μm,在膀胱三角区为 100 μm。膀胱三角区的尿路上皮由 2～3 层细胞构成,其他部位可多达 6 层。膀胱充盈时,三角区的尿路上皮层次不变,其他部位的尿路上皮则因挤压、牵拉而变为 2～3 层。

正常成年人膀胱的大部分位于腹膜外,成年男性膀胱容量为 350～750 mL,成年女性为 250～550 mL。正常情况下,在膀胱充盈的初始阶段膀胱内没有阻力,并且逼尿肌在整个充盈过程中无收缩。膀胱容量在 100～200 mL 时会出现充盈感,容量在 250～350 mL 时才产生尿意。只要尿道内压高于膀胱内压,就可以控制不使尿液排出。当患者有意愿排尿时,逼尿肌平稳收缩,同时尿道括约肌会

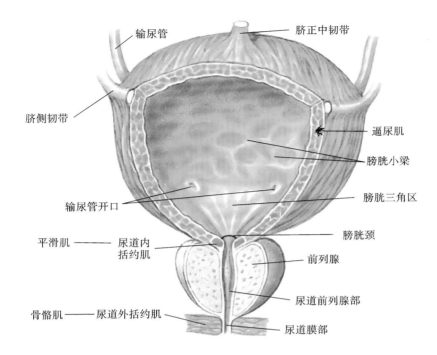

图 2-6　膀胱的形态(男性)

松弛并开放,使尿液得以顺畅排出。

小儿的膀胱容量随年龄的增长逐渐增加。新生儿膀胱的位置较成年人高,膀胱容量约 50 mL。儿童膀胱生理容量可通过以下公式计算。

小于 2 岁的儿童:

$$膀胱容量(mL) = (2 \times 年龄(岁) + 2) \times 30$$

2 岁或以上的儿童:

$$膀胱容量(mL) = (年龄(岁) \div 2 + 6) \times 30$$

如:6 月龄儿童膀胱容量为$(2 \times 0.5 + 2) \times 30 = 90$ mL;6 岁儿童膀胱容量为$(6 \div 2 + 6) \times 30 = 270$ mL。

第三节　尿道的应用解剖

尿道是尿液借以排出体外的管道,了解尿道的结构特点,对导尿操作有重要的意义。

一、男性尿道的应用解剖

1. 男性尿道形态结构

男性新生儿尿道长约 5 cm,3 岁时增加到 8 cm,成年后全长 16～22 cm,平均约为 20 cm,管径 5～7 mm。尿道起源于膀胱颈,向下穿过前列腺、盆底肌肉,通过阴茎全段后开口于阴茎头的尿道外口。根据尿道的行程将男性尿道分为前列腺部、膜部和海绵体部(图 2-7)。前列腺部穿过前列腺,年轻时长约 2.5 cm,老年后随着前列腺体积的增加尿道相应延长;尿道膜部长约 1.2 cm,为穿经尿生殖膈的部分,周围有尿道括约肌环绕,该肌为骨骼肌,可有意识地控制排尿;尿道海绵体部长约 15 cm,为穿经尿道海绵体的部分,阴茎勃起时,可压迫其中的尿道,阻碍导尿管的插入。

　　男性尿道有两个弯曲,分别为耻骨下弯和耻骨前弯。耻骨下弯位于耻骨联合的下方,凹向前上方,此弯曲是固定的。耻骨前弯位于耻骨联合的前下方,凹向后下方,将阴茎拉向腹壁时,此弯可变直。男性尿道还有三个狭窄,分别位于尿道内口、尿道膜部和尿道外口,以尿道外口最狭窄。尿道内口周围有增厚的环形尿道括约肌,当收缩时,可影响导尿管的插入。男性间歇性导尿操作方法见图 2-8。

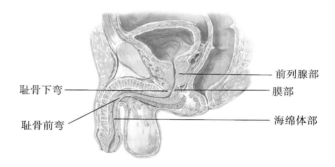

图 2-7　男性尿道

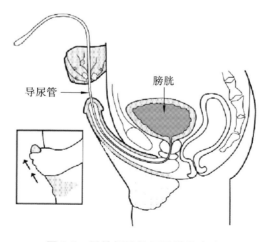

图 2-8　男性间歇性导尿操作方法

新生儿的包皮发育程度可有很大差别,有的已与阴茎头完全分离,能充分暴露尿道外口；有的仅部分分离，不能完全暴露尿道外口；有的则尚未分离，不能暴露尿道外口。婴儿时期包皮不能上翻是正常现象，随着小儿年龄增长，包皮口逐渐松弛，可充分暴露尿道外口。

2. 男性尿道组织结构

尿道壁由黏膜层、黏膜下层及肌肉层组成。尿路上皮覆盖尿道前列腺部，远端尿道被柱状上层和复层鳞状上皮覆盖。黏膜与海绵体肌疏松连接。黏膜下层血供丰富，主要为结缔组织。肌肉层为内纵行肌和外环行肌，膜部还有一层环行骨骼肌，即尿道外括约肌。

尿道周围有多种腺体开口于尿道黏膜，但主要的均集中于前尿道。阴茎尿道和尿道球部有尿道旁腺腺管开口，当尿外渗或腺体感染时，这些组织中纤维细胞反应性增生，随后导致海绵体纤维化，引起尿道狭窄。尿道球腺（Cowper 腺）为一对，位于尿道膜部两侧，其分泌物为精液的一部分。

3. 男性尿道括约肌结构

后尿道的平滑肌可分为两层，内层为纵行肌，外层为环行肌。尿道内纵行肌是膀胱内纵行肌向尿道延续而成，止于尿生殖膈。尿道外环行肌由膀胱逼尿肌外纵行肌延续而来，呈螺旋状环绕于尿道内纵行肌的外面。平滑肌受交感神经和副交感神经双重支配，交感神经兴奋时括约肌收缩，副交感神经兴奋则括约肌舒张。

4. 男性尿道血供、淋巴和神经

男性尿道的动脉供应来自膀胱下动脉、直肠下动脉及阴部内动脉的分支（尿道球动脉和尿道动脉），这些动脉之间存在广泛的交通支。尿道的静脉主要汇入膀胱静脉丛和阴部静脉丛，最后注入髂内静脉。尿道的淋巴回流注入髂内淋巴结和腹股沟淋巴结。尿道主要受阴部神经的支配，其中包括会阴神经、交感神经及副交感神经的分支。尿道膜部括约肌的神经受来自骶神经 2～4 节（S2～S4）并经阴部神经的分支支配。

二、女性尿道的应用解剖

1. 女性尿道形态结构

女性尿道长度相对较短，且随着年龄的增大缓慢增长。出生时女性尿道长约 2 cm，5 岁时增加到 2.5 cm，成年后为 2.5～4 cm，平均 3.5 cm，直径约 1 cm，外口最细，经阴道前方，开口于阴蒂和阴道口之间（图 2-9）。

女性尿道位于耻骨联合之后，阴道前壁下部之前，周围由筋膜固定，不活动，开口于阴道前庭。女性尿道与膀胱交接处构成了尿道后角，正常为 90°～110°。尿道的轴线与身体垂直轴线构成了倾斜角，约 30°，正常不超过 45°（侧位观）。这些关系的变化可能与压力性尿失禁的发生有一定的关系。

2. 女性尿道组织结构

女性尿道口黏膜为复层扁平上皮，其余部分为复层柱状上皮及尿路上皮。黏

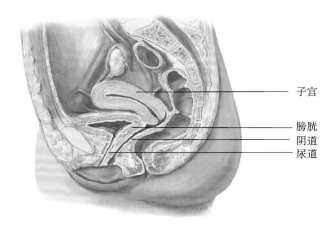

子宫

膀胱
阴道
尿道

图 2-9　女性尿道

膜也有许多隐窝,女性尿道旁腺(Skene 腺)开口于尿道口的黏膜上,分泌黏液。肌层由内纵、外环两层平滑肌组成,在尿道的中段有一层横纹肌包绕,形成尿道横纹肌括约肌。该横纹肌的肌纤维具有环状倾向并形成一个鞘,中部 1/3 完全包绕,尿道后壁尿道与阴道之间的横纹肌较薄,尿道远端和近端 1/3 后壁横纹肌纤维缺如。尿道壁的平滑肌肌纤维几乎均为慢反应纤维,能长时间地保持一定的张力,而尿道周围横纹肌只能起到快速关闭尿道的作用,不能长时间维持尿道的闭合状态。

3. 女性尿道血供、淋巴和神经

女性尿道的动脉供应主要来自膀胱下动脉、子宫动脉和阴部内动脉(阴道前庭球动脉和尿道动脉)的分支。这些动脉之间存在广泛的交通支。尿道的静脉主要汇入膀胱静脉丛和阴部静脉丛,最后注入髂内静脉。尿道的淋巴回流注入髂内淋巴结和腹股沟淋巴结。尿道主要受会阴神经、交感神经及副交感神经的支配。

第四节　膀胱尿控生理

一、排尿周期及其神经调制

排尿周期可分为储尿期和排尿期,周而复始。储尿期起于膀胱从空虚状态开始充盈的时刻,终于个体决定排尿的时刻;排尿期始于个体决定排尿的时刻,终于排尿完成时刻(图 2-10)。

当膀胱内尿液充盈至一定程度时,骶髓初级中枢兴奋,并激活脊上脑干和大脑皮层高级排尿中枢,产生尿意感(图 2-11)。当环境允许排尿时,脊上排尿中枢下达排尿指令并传递至骶髓,再通过盆神经丛副交感神经的传出神经兴奋性冲

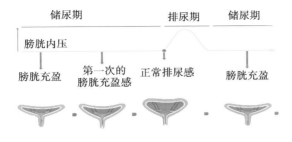

图 2-10　排尿周期

动,引起逼尿肌收缩。同时,腹下神经和阴部神经的抑制作用解除,膀胱颈部尿道内括约肌和尿道外括约肌松弛,在较低的排尿压条件下,即可在意识控制下顺利排空膀胱内尿液。

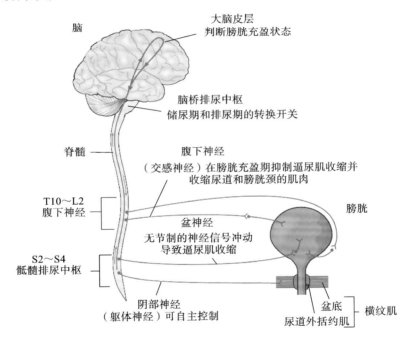

图 2-11　膀胱充盈和排空的生理过程

　　人体正常排尿周期受中枢神经系统和周围神经系统调控。周围神经系统包括交感神经、副交感神经及躯体神经,三组神经内均有感觉支与运动支(图 2-12)。副交感神经的运动支发自骶髓 S2～S4 段灰质中外侧细胞柱内,经盆神经及其神经丛到达膀胱及后尿道,而感觉支进入骶髓 S2～S4 段。交感神经的运动支发自脊髓 T11～L2 段灰质中外侧细胞柱内,经椎旁交感神经节、主动脉神经丛、骶前神经丛,并由此分成左、右两支腹下神经与盆神经节相连,再由此发出神经纤维支配膀胱三角区、膀胱颈、后尿道、前列腺及精囊腺,其感觉神经纤维支后根进入脊髓

T9～L2 段。躯体神经的运动支发自骶髓 S2～S4 周边的 Onuf's 核区,经阴部神经支配尿道外括约肌、肛提肌、坐骨海绵体肌、球海绵体肌及肛门外括约肌,其感觉神经进入 S2～S4 段。一般认为副交感神经为控制排尿过程的主要神经,躯体神经有参与排尿控制的功能。

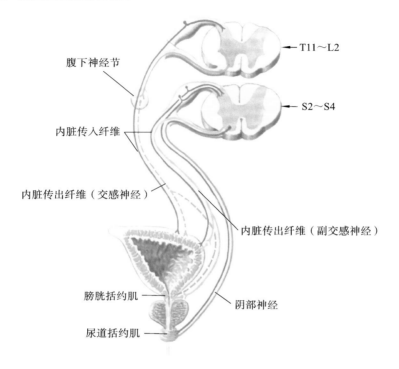

图 2-12 膀胱的神经支配

交感神经与逼尿肌的收缩无关,无控制排尿的作用,但其对排尿过程有一定的负反馈作用:当膀胱内的尿液逐步充盈,膀胱内压逐步上升时,交感神经发出兴奋性冲动而抑制逼尿肌收缩,从而增加了膀胱储存尿液的顺应性。当膀胱充盈到接近阈值并有一定的尿意时,阴部运动神经元被触发而兴奋,使尿道闭合压增高,尿道阻力增加,并直接关闭膀胱出口或反馈性抑制膀胱的节前冲动,促进尿液的进一步储存而避免尿液外溢,发挥保护性的尿控作用。与尿控有关的神经中枢包括脊髓反射中枢和脊髓上反射中枢,脊髓反射中枢的逼尿肌核位于骶髓 S2～S4 段,对排尿起主导作用,当脊髓上反射中枢支配排尿能力失去控制时,骶部的脊髓中枢仍能完成一定的排尿功能。脊髓上反射中枢包括大脑皮层、下丘脑和低位脑干。大脑皮层和下丘脑主要起抑制排尿的作用,低位脑干的主要功能为使膀胱在排尿时能产生持久而有效的收缩。当大脑皮层及下丘脑失去控制时,膀胱则易受到刺激而无节制地异常兴奋;当低位脑干失去控制时,排尿时膀胱的收缩失去节律且收缩时间短,造成尿液排空障碍。

二、膀胱、尿道的神经受体分布

膀胱体部受体主要为胆碱能受体（M 受体），少许为 α-肾上腺素能受体（简称 α 受体）；膀胱底部及三角区受体主要为 β-肾上腺素能受体（简称 β 受体），也有部分为 α 受体；膀胱颈部及后尿道受体主要为 α 受体及部分 β 受体（图 2-13）。M 受体兴奋后诱导膀胱逼尿肌收缩，膀胱内压上升；β 受体兴奋可松弛膀胱逼尿肌。而 α 受体兴奋可导致平滑肌收缩，膀胱颈及男性前列腺尿道张力增加，相应的尿道阻力增加。

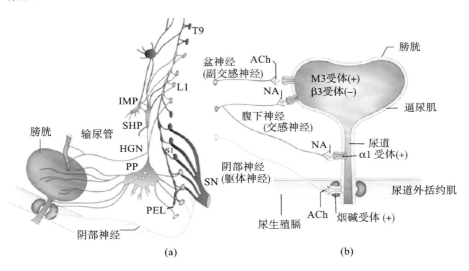

图 2-13 膀胱尿道神经受体分布

IMP,肌苷一磷酸；PP,聚丙烯；ACh,乙酰胆碱；NA,去甲肾上腺素

主要参考文献

［1］ 郭光文,王序.人体解剖彩色图谱［M］.北京:人民卫生出版社,2000.

［2］ Wilson M. Clean intermittent self-catheterisation：working with patients ［J］. Br J Nurs,2015,24(2)：76,78,80.

［3］ Gómez R,Elliott S P. Urologic management of the spinal cord injured patient［J］.World J Urol,2018,36(10)：1515-1516.

第三章　下尿路症状的表现及诊断

人体泌尿系统器官包括肾、输尿管、膀胱和尿道,分为上尿路和下尿路。上尿路由肾、输尿管组成,下尿路由膀胱和尿道组成。下尿路症状(lower urinary tract symptoms,LUTS)是所有排尿行为异常表现的总称,多见于下尿路(膀胱和尿道)疾病,也可由上尿路(肾脏和输尿管)疾病引起,如急性肾盂肾炎等。男性生殖系统的部分器官位置特殊,如前列腺,其形态和功能异常也会导致下尿路症状。

第一节　下尿路症状的表现

泌尿系统疾病的症状固然多表现在系统本身,但也常出现于其他系统;反之,其他系统疾病也可表现出尿路症状。因此在诊疗过程中,必须将泌尿系统看作一个整体,并兼顾人体的其他系统,详尽收集患者的症状和体征信息,尽可能了解疾病首先累及的器官及其以后的发展过程,方能得出正确的诊断。

一、全身症状

发热和寒战为泌尿道任何部位感染的非常常见的全身症状。女性最多见于急性肾盂肾炎,男性以急性前列腺炎、急性附睾炎居多。尿路感染如同时合并梗阻,发热和寒战常提示菌血症或败血症。

二、下尿路症状

下尿路症状依其在排尿周期中所处时期不同,可以分为储尿期症状和排尿期症状,部分症状可以出现在排尿刚结束的时候,称为排尿期后症状。

（一）储尿期症状

1. 尿频（frequency micturition）

尿频指排尿频率增加。正常成年人白天排尿5～7次,夜尿0～1次,每次尿量为200～400 mL。通常将白天或夜间排尿过于频繁,即日间排尿8次及以上,夜间排尿2次及以上,每次排尿量小于200 mL称为尿频。尿频患者多数情况下单次尿量较少,并常伴有排尿不尽感。夜尿(nocturia)增多是尿频的一种特殊形式,多指夜间被尿意唤醒,不得不从睡眠中醒来一次或多次进行排尿。

尿频多见于下列两种情况:①膀胱敏感性增高:因膀胱或尿道受到炎症、结石、异物等病理因素刺激所致。②膀胱容量减小：可见于前列腺肥大、尿道狭窄等造成下尿路机械性梗阻，每次排尿膀胱不能完全排空，剩余尿量增加致使膀胱有效容量相对性减少；亦可见于结核性膀胱挛缩等膀胱壁器质性病变导致的膀胱容量绝对性减少。某些神经源性膀胱患者较为特殊，两种情况有可能同时存在。

一些内科疾病亦可引起排尿次数增多，如糖尿病、尿崩症以及肾脏浓缩功能障碍等，但这些疾病往往是由于尿液生成过多导致的排尿次数增加，患者单次排尿的尿量与正常人无异，甚至多于正常。记录排尿日记可以很好地评估尿频的程度及病程变化。

2. 尿急（urgency micturition）

尿急指患者主诉突发性的强烈尿意感，排尿难以延迟，严重时可引起急迫性尿失禁。尿急提示膀胱处于激惹状态，常与尿频同时存在，见于膀胱炎、膀胱内异物、前列腺炎及慢性神经源性膀胱尿道功能障碍患者。

膀胱过度活动症（overactive bladder，OAB）是一种以尿急症状为特征的症候群，常伴有尿频和夜尿症状，可伴或不伴有急迫性尿失禁。根据病因不同也可分为原发性 OAB 和继发性 OAB。原发性 OAB 在储尿期有明显的尿急甚至急迫性尿失禁症状，但无明确的病因，不包括由急性尿路感染或其他形式的膀胱尿道局部病变所致的症状。

3. 尿失禁（urinary incontinence）

膀胱不能保持正常的节制功能，尿液不自主地经尿道流出称为尿失禁。临床上常分为以下几种类型。

（1）压力性尿失禁：在用力、咳嗽或打喷嚏等腹压增加时发生不自主性漏尿。多见于中老年女性，由支持膀胱颈和（或）尿道的盆底组织张力减弱或尿道本身的缺陷所致，也可见于神经源性膀胱尿道括约肌功能受损、男性前列腺增生或前列腺癌手术后的患者。

（2）急迫性尿失禁：患者主诉突发性的强烈尿意感，随之出现非自主的尿液渗漏。按致病因素分为两类：①运动急迫性尿失禁：由膀胱逼尿肌无抑制性收缩，使膀胱内压超过尿道阻力所致，见于膀胱出口梗阻（bladder outlet obstruction，BOO）或神经源性膀胱患者。②感觉急迫性尿失禁：见于膀胱炎等导致膀胱敏感性增高的疾病，也可见于某些类型的神经源性膀胱患者。

（3）充溢性尿失禁：膀胱过度充盈而尿液外溢。常见于慢性尿潴留患者，膀胱内压超过尿道阻力导致尿液溢出，又称为假性尿失禁。大部分充溢性尿失禁患者由逼尿肌无力或严重的膀胱出口梗阻所致。

以前也有文献称这种类型尿失禁为充盈性尿失禁，然而近年来国际尿控协会（ICS）不再推荐使用这个名称，该名称被认为存在混淆因素，难以令人信服。假如临床仍使用该定义，则相关的病理生理学概念，必须详细说明并给予精确的定义，如尿道功能低下、逼尿肌过度活动、膀胱低顺应性等。

（4）真性尿失禁：因尿道括约肌受到损伤，丧失了控制尿液的能力，特别是患者处于立位的时候，尿液不自主、持续地由尿道流出。如见于根治性前列腺切除术后尿失禁等。

由于神经源性膀胱患者原发病情特殊，患者有可能有行动不便而不能及时如厕，或感受不到膀胱充盈感觉的情况出现，ICS 将有关成年人神经源性尿失禁的表现增加了几种类型，如：①运动受损性尿失禁：患者主诉肢体或医疗残障无能力及时如厕排尿，导致非自主的尿液渗漏。②认知受损性尿失禁：认知受损患者主诉曾出现周期性尿失禁，但自己并未能够意识到。③性行为性尿失禁：患者主诉非自主性尿液渗漏与性行为相关或发生在性行为期间。④其他状况下的尿失禁：如癫痫发作相关的尿失禁、多系统萎缩导致 Onuf's 核病变失禁等。ICS 增加这几种尿失禁的定义，也从某种程度上提示了神经源性尿失禁症状在临床中具备常见性、复杂性、多样性和多变性的特点。

4. 遗尿（enuresis）

遗尿指尿失禁发生在患者睡眠时，属不自主行为，每夜 1～2 次，更多见于几日甚至几周发生 1 次，白天入睡后也偶有遗尿，实际上是一种特殊类型的尿失禁。3 岁以前的儿童有遗尿多数属正常。遗尿原因有大脑皮层发育迟缓、睡眠过深、遗传和泌尿系统病变等。

（二）排尿期症状

1. 尿路梗阻症状

患者表现为排尿困难、排尿无力，多继发于前列腺增生、尿道狭窄等导致的膀胱出口机械性梗阻，或神经性因素导致的膀胱、尿道功能障碍。儿童排尿困难可能还与先天性解剖异常有关，如后尿道瓣膜等。

（1）尿流缓慢：患者自觉与自己以前的状况，或与他人相比，排尿尿流减缓，可同时伴有尿流变细、尿线无力、不能远射。

（2）尿前踌躇：患者在准备开始排尿后，排尿初始困难而导致排尿起始延迟。多因膀胱出口梗阻（BOO），排尿时需要延长时间增加膀胱压力所致。

（3）排尿费力：患者排尿时需要增加腹部力量，以启动、维持排尿过程，或加快尿流速度。

（4）间歇性排尿：患者在排尿期间发生一次或多次尿流停止和重新开始。如前列腺增生患者，无法在一次持续性膀胱收缩过程中排空膀胱；膀胱结石患者，因结石暂时性地机械性堵塞，可出现一过性的尿流中断现象等。

（5）尿流分叉或喷射：排尿时尿流分叉或呈喷射状。多出现于膀胱出口梗阻伴有膀胱逼尿肌代偿性收缩亢进者。

（6）尿潴留：尿液在膀胱内不能排出称为尿潴留，表现为膀胱内潴留大量尿液而致下腹膨隆和胀痛。

尿潴留按发生时间的急缓可分为急性与慢性两类。急性尿潴留是尿液突然完全不能排出而存留于膀胱内,见于下尿路机械性梗阻(如尿道狭窄和前列腺增生)突然加重,或药物所致的一过性下尿路功能障碍。需注意的是,急性尿潴留在某些情况下,可能并不会表现出疼痛的特征,如椎间盘突出、产后或局部麻醉(如硬膜外麻醉)后等。慢性尿潴留指膀胱内的尿液不能完全排空而有剩余尿存留于膀胱,发展较为缓慢,多由下尿路渐进性机械性梗阻或神经性疾病导致的膀胱、尿道功能障碍引起,长期慢性尿潴留可引起双侧输尿管及肾积水,导致肾功能受损。

按尿液在膀胱内的滞留程度可分为完全性和不完全性两类。患者有意识或无意识条件下均完全没有能力排出尿液(或需要借助导尿),归因于解剖性或功能性膀胱出口梗阻、逼尿肌功能低下或两者并存,则定义为完全性尿潴留。不完全性尿潴留指膀胱排空受损归因于解剖性或功能性膀胱出口梗阻、逼尿肌功能低下或两者并存,尿液排出量少于膀胱内剩余尿量。

2. 剩余尿(postvoid residual urine,PVR)

也有文献称之为残余尿,指正常排尿后膀胱内剩余的尿液。膀胱内剩余的尿量称为剩余尿量,正常人剩余尿量为 $0\sim10$ mL,前列腺增生等导致的下尿路梗阻、神经性因素导致的膀胱逼尿肌收缩无力等可以导致剩余尿量增多,可达数十毫升至数百毫升。腹部 B 超或导尿术均可有效测定剩余尿量。剩余尿量较多可引起充溢性尿失禁,并易导致反复的尿路感染和双侧肾积水,甚至影响肾功能。

(三)排尿期后症状

排尿期后症状指排尿完成后即刻出现的症状。

1. 不完全排空感

患者主诉排尿后感觉膀胱未能完全排空尿液,可见于前列腺炎和尿路梗阻的患者。

2. 排尿后漏尿

患者主诉排尿完全结束后,随之发生非自主性尿液渗漏。对男性而言通常发生在刚离开马桶时,常由于少量停留在尿道球部或尿道前列腺部的尿液不能够被挤压回膀胱,为前列腺增生所致膀胱出口梗阻的早期症状;而女性则可能发生在刚从坐(蹲)位站起来时,可见于尿道憩室。

三、尿液异常

尿液异常是指尿液的性质发生异常改变,重者肉眼可见,轻者须经实验室检验才能发现。

(一)血尿

血尿是指尿液中混有红细胞。血尿往往表明存在泌尿系统本身及邻近脏器,或全身性病变的潜在可能。血尿发生时需要考虑以下问题,进一步追查血尿病因：①血尿是肉眼所见，还是仅为镜下所见。②血尿发生在排尿全过程，还是排尿开始时或是终末。③是否有血凝块，血凝块的形状如何。④是否伴有疼痛或合并其他尿路症状。⑤是否伴有其他系统疾病或全身性疾病。

1. 肉眼血尿和镜下血尿

血尿的颜色受混入尿内的血量及酸碱度的影响。1 L 尿液中混有 1 mL 以上血液时，肉眼可见尿呈血色，颜色由浅粉红色至深褐色不等，可描述为洗肉水样、茶水样等。大量出血时尿液中可出现血凝块。出血量少时，尿液无血色，仅在显微镜检查时发现异常数量的红细胞，离心尿液每高倍视野（×400）中红细胞计数 ≥3 个，称为镜下血尿。

通常血尿程度越重，发现病变的可能性越大。血尿的程度与潜在的后果并无相关性，尤其对成年人而言，任何程度的血尿均应引起重视，在确诊之前应视其为严重疾病的一个重要信号。

2. 血尿出现的时间

排尿过程中，血尿出现的时间可以提示血的来源。

（1）初始血尿：排尿开始时尿液内有血液，之后逐渐转为清亮，常因尿道或膀胱颈病变所致。

（2）全程血尿：最常见，即由排尿开始至终末均为颜色相近的血色尿液，血液来源于上尿路或膀胱。

（3）终末血尿：排尿要结束时出现的血尿，其病变部位可能在膀胱三角区、膀胱颈或后尿道。

尿三杯试验可以帮助估计出血的部位，但如果血液由尿道外口流出，与尿液不相混合，则为尿道溢血，多为尿道本身疾病所致。

3. 血凝块的形状

条状血块是由输尿管塑形所致，呈暗红色，表明出血来自上尿路。来源于膀胱和前列腺的出血，血凝块无一定的形状。

4. 血尿的伴随症状

血尿的伴随症状往往是确定血尿原因的重要线索。

血尿继发于肾绞痛多见于尿石症；血尿伴单侧上腹部包块多见于肾肿瘤、肾积水或肾下垂；血尿伴双侧上腹部包块多见于多囊肾。

血尿伴膀胱刺激征多见于泌尿系统感染、肾结核及晚期膀胱肿瘤等；血尿伴下尿路梗阻症状见于前列腺增生和膀胱结石等。

无痛性肉眼血尿是泌尿系统肿瘤的特征，最常见于膀胱肿瘤，其次为肾盂输尿管肿瘤、肾肿瘤，常为间歇性发生，血尿可不经过治疗自行消失，但间隔一段时期后，血尿常再次出现。

原因不明的血尿称为特发性血尿，约占血尿患者的 20%，可能由肾血管畸形、微结石、肾乳头坏死所致。血尿亦可见于内科疾病，如肾小球性血尿，由肾前性疾病或肾小球性疾病引起,利用相差显微镜可观察到尿中有变形红细胞及管形,尿蛋白＋＋及以上。

（二）脓尿

脓尿即尿内存在脓细胞,多见于尿路的非特异性和特异性感染。肉眼脓尿少见,可发生于肾积脓、严重肾结核、肾脓肿穿破肾盂;镜下脓尿是指离心尿液中白细胞≥10 个/高倍视野,或普通尿检白细胞≥5 个/高倍视野。根据排尿过程中脓尿出现的时间以及伴发症状可对病变进行初步定位。初始脓尿多为尿道炎;脓尿伴膀胱刺激症状而无发热多为膀胱炎;全程脓尿伴膀胱刺激症状、腰痛和发热提示肾盂肾炎。

（三）菌尿

正常尿液是无菌的,或现有实验室条件难以检测出细菌。如尿液中检测出细菌,且菌落数＞10^5/mL,即意味着有临床诊断意义,致病性大肠杆菌是引起下尿路感染的最常见病原菌。

（四）乳糜尿

乳糜液或淋巴液出现在尿液中,尿液呈现乳白色或米汤样,称为乳糜尿。乳糜尿内含有脂肪、蛋白质、红细胞、白细胞等。乳糜尿混有血液,尿液呈现红褐色,称为乳糜血尿。发病机制为淋巴回流受阻造成淋巴管内压增高,肾盂淋巴管发生破裂,结果使乳糜液流入尿液中。常见病因为丝虫感染,偶见于腹膜后肿瘤、结核或外伤等。

（五）结晶尿

正常尿液中含有许多有机盐和无机盐物质,在饱和状态下,这些物质可因温度、尿液酸碱度、代谢紊乱或缺少某些抑制这些物质沉淀和析出的因素而发生沉淀和析出,形成结晶尿。结晶尿有时外观混浊,患者常因此就医。尿内结晶常见有草酸盐、磷酸盐、尿酸、尿酸盐等。

四、尿量异常

正常成年人排尿量为 700～2000 mL/24 h,平均 1500 mL/24 h。

1. 少尿

尿量＜400 mL/24 h。尿量突然减少是急性肾衰竭的标志。

2. 无尿

尿量＜100 mL/24 h。该数值仅为尿路黏膜上皮组织 24 h 最大分泌量。持续性无尿见于器质性肾衰竭,表现为氮质血症或尿毒症。

3. 尿闭

尿闭即完全性无尿,多见于孤立肾结石所致的完全性上尿路梗阻,常在肾绞痛之后突然发生。尿闭必须与完全性尿潴留相鉴别,尿闭是指膀胱空虚无尿排出,而尿潴留是指膀胱充满尿液但无法解出。

4. 多尿

尿量＞2500 mL/24 h。典型者每天排尿 3500 mL 以上。在泌尿外科,多尿可见于急性肾后性肾衰竭的多尿期,由肾浓缩功能减退和溶质性利尿所致。

五、尿道溢出液

尿道溢出液是指在无排尿动作时经尿道口自然溢出的黏液性、血性或脓性分泌物,是泌尿外科的常见症状。

1. 黏液性溢出物

见于性兴奋及慢性前列腺炎。慢性前列腺炎患者常在清晨自尿道口溢出少量黏液,有时可见黏液呈膜状糊在尿道外口,俗称"滴白"。

2. 血性溢出物

包括尿道出血和血精。尿道出血源于尿道外伤或尿道肿瘤,患者常在无意中发现内裤有陈旧性血迹;血精是精囊疾病的特征,见于精囊的炎症性疾病、精囊肿瘤和结核。

3. 脓性溢出物

表现为尿道流脓,并伴有急性尿道炎症状及尿道口红肿,挤压近端尿道后可见淡黄色脓液经尿道外口溢出。最常见的特异性尿道炎为淋菌性尿道炎,溢出物黏稠,呈灰黄色;非特异性尿道炎的常见病原体为大肠杆菌、链球菌、葡萄球菌、沙眼衣原体和解脲支原体等,溢出物呈稀薄状,或为水样黄色分泌物。

六、疼痛

下尿路的疼痛通常与梗阻和炎症有关。

1. 尿痛(dysuria)

尿痛指排尿时膀胱区及尿道疼痛。常见于尿道炎、膀胱炎、前列腺炎、膀胱结石、膀胱结核、膀胱异物、晚期膀胱癌等。尿痛性质为灼感或刺痛。尿道炎患者多在排尿开始时出现疼痛;膀胱炎患者常在排尿终了时疼痛感加重;前列腺炎患者除了有尿痛外,耻骨上区、腰骶部或阴茎头亦感疼痛;膀胱结石或异物患者多有尿线中断。

尿频、尿急和尿痛同时出现称为膀胱刺激征,提示泌尿系统感染。通常,尿道炎表现为排尿初痛,膀胱炎表现为排尿中或排尿后痛。

2. 局限性疼痛

(1)膀胱疼痛:位于耻骨上区,在膀胱充盈时疼痛尤甚,常伴有尿频、尿急或排尿困难,排尿后痛感可部分或完全缓解。常见的原因有膀胱炎、膀胱结石、急性尿潴留或晚期膀胱肿瘤等。

(2)前列腺疼痛:疼痛主要表现在会阴部,但也可位于后腰部、下腹部、肛周、阴囊以及阴茎头等部位,多见于前列腺炎症性疾病。

（3）阴茎疼痛:阴茎在松弛状态下感到的疼痛通常由膀胱或尿道的急、慢性炎症,或结石、肿瘤等所致。

（4）阴囊疼痛:急性阴囊疼痛多见于急性附睾-睾丸炎、睾丸外伤和精索扭转等,疼痛的范围通常比较局限,亦可沿精索向下腹部或腰部放射。青少年的突发性睾丸剧痛,应警惕精索扭转的可能。阴囊的慢性疼痛通常与鞘膜积液或精索静脉曲张等非炎症性疾病有关,疼痛以钝性、坠胀感为主,无放射疼痛感觉。慢性附睾炎的疼痛程度轻且持久,也可表现为阴囊坠胀感。

第二节　泌尿生殖系统外科检查

下尿路症状既可来自膀胱、尿道的功能异常,也可以是上尿路或毗邻脏器病变,甚至由全身性疾病所致,因此需要进行相应的专科,乃至全身检查,特别是与支配膀胱、尿道相关的神经系统检查。

一、腰背部的检查

观察肋脊角、肋腰角的对称性,有无隆起包块。肾区有无叩击痛。先天性脊髓脊膜膨出的患儿,可以看到腰骶部皮肤向外凸起软性包块,有的患儿该处表面皮肤正常,或呈瘢痕样改变,或多毛发（图 3-1）,带状疱疹病毒侵犯支配膀胱的神经也会导致排尿困难,患者的腰骶部可以观察到沿神经纤维走向分布的疱疹（图3-2）。

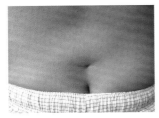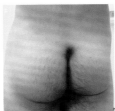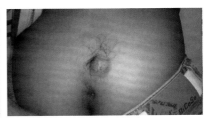

图 3-1　脊髓栓系综合征患者体表表现（3 例）

二、腹部的检查

观察腹部的对称性,有无局限性隆起。双侧肋下是否可触及肾脏的轮廓。正常肾脏一般不易触及。瘦弱者和儿童在深吸气时偶可触及右肾下极。肾脏明显肿大或肾下垂时可被触及。沿输尿管径路探测有无深在触痛及反跳痛。叩诊耻骨上区域,了解膀胱上界。

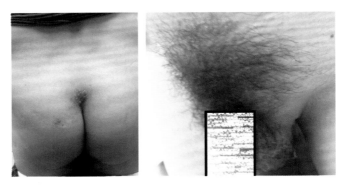

图 3-2　带状疱疹

三、会阴部检查

1. 男性会阴部

（1）阴茎及尿道：观察阴毛分布、阴茎发育和包皮情况。包皮过长是指包皮掩盖尿道外口，但能上翻露出阴茎头；包茎是指包皮口狭小，使阴茎头不能露出，但4岁以前小儿的包皮不能退缩至冠状沟属正常。翻开包皮检查阴茎头或冠状沟有无溃疡、肿物。

男性尿道位于阴茎腹侧，其外口位于阴茎头中央。观察尿道外口的位置与大小。从阴茎根部开始依次触压阴茎腹侧的尿道至尿道外口，如有尿道结石，可触及局部硬物；如有脓性分泌物，应收集送检。

（2）阴囊：观察阴囊的颜色以及两侧的对称性。精索静脉曲张时，阴囊皮下的静脉曲张成团，使阴囊呈"蚯蚓袋"样外观，多见于左侧。检查时一手固定睾丸，另一手触诊，并进行双侧对比。注意睾丸的体积、形状、硬度以及有无结节和压痛等。正常成年人睾丸体积为15～25 mL。附睾纵向贴附于睾丸的后外侧。检查时应自上而下依次触诊其头、体和尾部，两侧对比注意有无结节、肿物及压痛。

2. 女性会阴部

观察外阴皮肤有无湿疹。女性尿道外口为一不规则的椭圆小孔，介于耻骨联合下缘及阴道口之间的阴道前庭。检查尿道外口有无分泌物、处女膜伞及新生物等。还可以了解在咳嗽时是否有尿液外流的现象发生。

四、直肠及肛门检查

观察肛门有无外痔。直肠指诊了解肛门括约肌张力，老年男性患者还需要了解前列腺的大小。正常前列腺表面平滑，质地柔韧似橡皮，纵径约2.5 cm，横径约3.5 cm。前列腺增生时两侧叶通常呈对称性增大，质韧，中央沟变浅、消失或隆起。前列腺增生患者在进行间歇性导尿的时候要考虑来自前列腺处尿道内的阻力。

第三节 实验室检查

一、尿液分析

1. 尿常规检查

尿比重在 1.020 以上一般表示肾功能良好。不离心的尿液标本,每个高倍视野可有红细胞 0～2 个、白细胞 0～3 个,偶见透明管型。超过此数,表明有泌尿系统疾病。尿蛋白＋＋、＋＋＋以上,而白细胞不多;或尿液中有较多的颗粒管型、细胞管型,常表示为非外科性肾脏疾病。某些泌尿系统存在的细菌可以将尿中蛋白质代谢产物硝酸盐还原为亚硝酸盐,因此测定尿液中是否存在亚硝酸盐就可以快速间接地知道泌尿系统细菌感染的情况,作为泌尿系统感染的筛查试验。最常见的细菌为大肠杆菌(又称为大肠埃希菌),其阳性率为占总数的 2/3 以上。

2. 尿三杯试验

用三个透明杯分别收集一次性连续排尿过程中的三段尿样,初段 5～8 mL,即第一杯,相当于前尿道容量;末段 2～3 mL,为第三杯,相当于后尿道容量;其余的为中段尿,即第二杯。随后将三杯尿样分别进行显微镜检查,根据红细胞或白细胞在尿液中出现时段的不同,从而对病灶进行初步定位的检查方法。若第一杯尿样异常而且程度最重,说明病变可能在前尿道;若第三杯尿样异常而且程度最重,说明病变在膀胱颈或后尿道;若三杯尿样均异常,病变部位应在膀胱颈以上的尿路系统。

3. 尿病原学检查

取无菌尿液进行普通细菌培养,菌落计数 $>10^5/mL$ 提示尿路感染,应同时做药敏试验,供临床用药参考。

二、血液分析

1. 肾功能检查

主要检测血尿素氮(BUN)与肌酐(Cr)浓度。然而,肾脏具有相当大的储备功能,即使 60% 的肾组织已无功能,BUN 及 Cr 浓度仍可在正常范围内。

2. 血尿酸

尿酸是体内嘌呤代谢终产物,血尿酸浓度增高可能导致上尿路尿酸结石。

3. 血电解质

肾脏是人体调节血电解质成分的主要器官之一,在肾功能不全时,可发生低钠、高钾等异常表现。

三、尿道分泌物检查

患者自述或体检时发现尿道外口有分泌物,应于排尿前挤压男性前尿道,或棉签擦拭女性尿道外口,将分泌物收集在载玻片上,进行染色检查。

第四节　影像学检查

一、超声检查

超声检查具有准确、省时、价廉、无创伤性的特点，可以作为需要接受间歇性导尿患者的首选影像学检查。

双肾探查方法是经侧腰部冠状面于背部途径，观察肾脏的大小、形态、内部回声。测量肾脏长、宽、厚各径线的长度及肾实质的厚度。将肾积水分为3度，Ⅰ度：轻度肾积水，集合系统分离在其强回声内出现裂沟状无回声区，宽度大于1.0cm。Ⅱ度：中度肾积水，肾脏明显扩张，呈囊液性病变，肾盏亦扩张呈无回声区，并与肾盂相通，肾脏中度增大，肾实质变薄。Ⅲ度：重度肾积水，整个肾脏重度积水，扩张，明显增大，失去常态，形成巨大的囊样改变，肾实质明显变薄，甚至显示不出，肾柱也呈条形样分裂。

再沿输尿管走行方向探查输尿管，当输尿管积水时，声像图上可见两条平行光带之间出现条状无回声带。轻度输尿管积水无回声带宽度为0.5～1.0cm；中度输尿管积水无回声带宽度为1.0～2.0cm；重度输尿管积水无回声带宽度大于2.0cm。

膀胱探查方法是在耻骨上区经腹壁纵切横切连续扫查，测量膀胱壁厚度，观察膀胱黏膜回声，有无膀胱憩室形成，测量膀胱容量及剩余尿量。男性观察前列腺形态、大小、内部回声及前列腺尿道段有无扩张，并测量尿道内口处宽度及扩张段尿道长度；对女性患者则观察膀胱尿道开口处有无与膀胱壁相延续的圆锥形结构，并测其基底宽度和长度。

神经源性膀胱超声表现常显示膀胱内剩余尿出现，膀胱壁增厚和小梁小室形成。当膀胱内压增高，超过输尿管代偿功能时，可出现输尿管、肾盂、肾盏扩张积水，并可压迫肾实质，导致肾实质萎缩变薄，肾单位损害。

二、X线检查

1. 肾、输尿管及膀胱平片（KUB平片）及静脉尿路造影（IVU）

KUB平片主要用于了解肾、输尿管及膀胱有无钙化和结石阴影，以及肾脏轮廓、大小、位置，腰大肌阴影。骶骨区域的正位片可用于了解有无隐性脊柱裂等腰、骶骨发育异常，为神经源性膀胱的诊断提供线索（图3-3）。

IVU片能显示肾外形、轮廓及肾盏、肾盂、输尿管、膀胱等尿路形态，并能同时反映出两侧肾脏的分肾功能（图3-4、图3-5）。

2. 膀胱尿道造影（CUG）

CUG是诊断膀胱和尿道外伤以及尿道狭窄等下尿路疾病的重要检查方法。

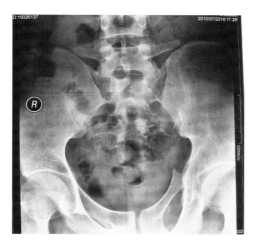

图 3-3　骶骨正位片（显示 S1 脊椎裂）

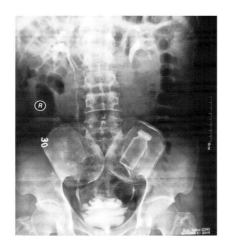

图 3-4　神经源性膀胱的 IVU 影像（一）

L1 压缩骨折

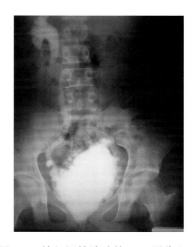

图 3-5　神经源性膀胱的 IVU 影像（二）

左肾已切除。右肾及右输尿管积水；"圣诞树"
样膀胱，膀胱壁形态不规则，周边见多发小憩室

CUG 可以观察排尿周期内有无膀胱输尿管反流，以及反流的程度，在排尿期可观察排尿时膀胱颈和尿道外括约肌开放动态，有无膀胱颈和尿道梗阻存在（图 3-6）。

三、计算机断层扫描（CT）

CT 的分辨率高于 B 超，对于泌尿系统的结石、外伤、结核、畸形有很高的诊断价值，且具有敏感性高和快速的特点（图 3-7）。

CT 对颅和脊柱的骨性结构及其毗邻的软组织有较高的分辨率，可用于神经源性膀胱相关的原发性神经系统疾病的诊断。CT 判断脊髓圆锥位置比较困难，

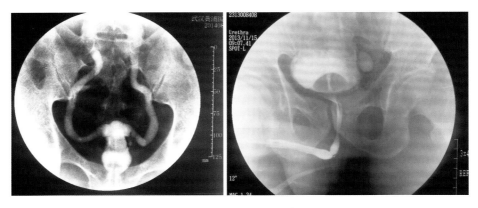

图 3-6 逆行膀胱尿道造影

左:神经源性膀胱,膀胱挛缩伴双侧输尿管反流;右:前列腺中叶增生

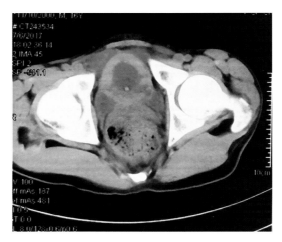

图 3-7 神经源性膀胱 CT 平扫影像

膀胱壁增厚伴憩室形成

但可以发现椎体的畸形,椎管内外的脂肪瘤等异常,可以辅助诊断。在发育不全的脊椎后方可见边缘清楚的圆形或椭圆形囊状物,其内液体具有脑脊液的密度,周围由较高密度的硬脊膜环绕。CT 脊髓造影(computerized tomography myelography,CTM)可显示低位的圆锥(正常圆锥尾端不低于 L2 水平),增粗的终丝以及经常伴存的腰骶椎隐裂。偶尔,增粗的终丝内有脂肪组织嵌入,形成终丝纤维脂肪瘤。在诊断脊膜膨出时,CTM 可以显示膨出物的囊与蛛网膜下腔相通;若为脊膜脊髓膨出,可见相对低密度的脊髓及脊神经;膨出物内有脂肪时,其内可见具有相应CT 值的低密度区。CTM 检查穿刺时可能损伤低位的脊髓,虽属于微创检查方法,但在 MRI 出现后已较少采用。

　　CT 尿路造影(CTU)已被应用于泌尿系统疾病的检查和诊断中,可同时显示肾实质、肾集合系统、输尿管及膀胱的立体图像(图 3-8),已成为一种新的非侵入性检查方法。

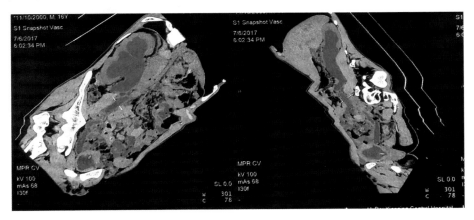

图 3-8 神经源性膀胱伴双肾积水 CTU 影像

四、磁共振成像(MRI)

MRI 主要用于实质性脏器肿瘤的定位和分期诊断,还用于鉴别肾上腺、肾脏及其邻近区域肿块。由于人体的组织 MR 信号的差异,MRI 对软组织的分辨率比 CT 高,矢状面扫描图像上可直观地显示脊髓病变的全貌及与周围组织结构的关系,是当今诊断脊髓疾病的最佳选择。

MRI 以其对软组织优良的分辨率、多方位成像等优点,成为显示脊髓栓系综合征的最佳影像学方法(图 3-9)。①MRI 可确定脊髓圆锥位置,估计终丝粗细。在 MRI 矢状位上可显示病变全貌,但有时由于圆锥低位变细,与增粗的终丝及其周围的马尾神经不易鉴别,应结合轴位像进行观察。此外,在轴位上可准确测量终丝的直径,观察终丝的粘连情况。②MRI 可以识别牵拉病变。在矢状位和轴位 T1WI 上可见腰骶部脂肪瘤经脊椎裂孔与椎管内脂肪瘤相连,包绕脊髓、脊髓圆锥和马尾神经。对于椎管内皮样囊肿、表皮样囊肿,MRI 除可以观察囊肿本身外还可以显示出其与圆锥、终丝及马尾的粘连情况(图 3-10)。③MRI 可以显示脊髓及脊柱的伴发畸形。脊髓纵裂的 MRI 检查以横断面和冠状面显示最佳;有脊髓空洞者应将矢状位和轴位 T2WI 结合起来进行观察,以做出正确诊断。MRI 冠状位可以准确显示脊柱侧弯,椎体融合、半椎体等也可以清晰显示。

MRI 能清晰显示脊椎、椎管和椎间盘,并能显示椎管内软组织,包括韧带、硬膜囊、脑脊液和脊髓等结构。对诊断椎间盘变性、膨出和脱出,椎管狭窄,脊柱外伤和感染具有极高的临床价值。由于 MRI 可行三维成像和多参数成像,并能显示硬膜囊和脊髓,所以,其在对解剖结构和病变的显示以及对了解病变与椎管内结构的关系方面优于 CT(图 3-11)。

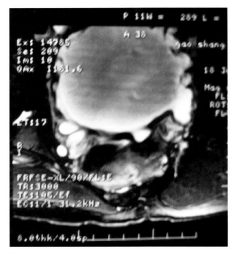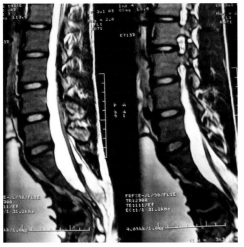

图 3-9　脊髓栓系综合征 MRI 影像

男,18 岁。左:"圣诞树"样膀胱影像;右:脊髓影像,脊髓圆锥明显低位,大约位于 S1 水平,骶管下部后方骨质缺如,并可见不规则稍长 T2 信号与皮下软组织相连,膀胱形态失常,表面可见多个大小不等的小囊状长 T2 异常信号,边缘较清晰

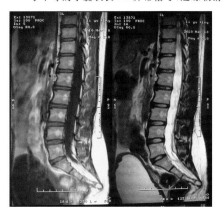

图 3-10　腰骶椎 MRI

脊髓圆锥下移,平 L4 椎体高度,终丝增粗

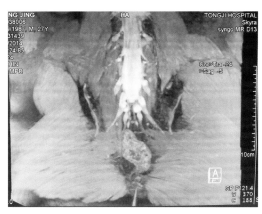

图 3-11　多发性骶神经束膜囊肿

　　磁共振水成像(MRH)对上尿路梗阻的诊断效果优于 IVU。因其不依赖肾功能,无需造影剂,梗阻积水越严重则图像越清晰,所以适用于尿路造影失败或显影不佳的病例(图 3-12)。

五、放射性核素检查

　　放射性核素扫描可明确肾脏的形态和功能,如同位素肾图为在两个肾区测得的放射性活度与时间的函数曲线图,属于功能性检查,可测定分肾功能,诊断尿路梗阻。

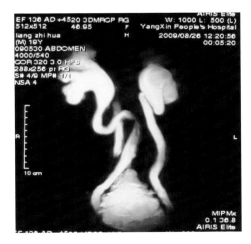

图 3-12 神经源性膀胱患者的 MRH 影像

主要参考文献

[1] 陈忠,崔喆,双卫兵.神经源性膀胱[M].北京:人民卫生出版社,2009.

[2] 周总光,赵玉沛.外科学[M].北京:高等教育出版社,2009.

[3] 郭震华,那彦群.实用泌尿外科学[M].2 版.北京:人民卫生出版社,2013.

第四章　神经源性膀胱

神经源性膀胱是一类由神经性病变导致膀胱、尿道功能失调,继而产生一系列并发症的疾病总称。其涉及多种神经系统疾病,包括中枢性疾病、外周性神经病变、手术和外伤等造成神经系统损伤,以及一些累及神经系统的感染性疾病等。正是这些不同类型、不同程度的神经病变,导致膀胱、尿道功能有不同的改变,临床表现及后果也千变万化,如膀胱逼尿肌可以从无收缩力到反射亢进,膀胱可从高顺应性到低顺应性,膀胱逼尿肌和尿道内、外括约肌间也可从协调到不同程度的不协调。膀胱、尿道功能的改变对人体的影响也千差万别,从影响时间上看可以是短暂的,也可能是终生的;从影响的程度来看,可以从仅轻微的排尿异常到肾衰竭。对有神经系统病变的患者,临床症状的多少及程度的差异,并不总是与神经系统病变累及泌尿道功能的严重程度相一致,其治疗方法、难易程度及疗效也不相同。

尽管导致神经源性膀胱的病因及病理机制不同,不同类型神经源性膀胱的临床表现有很大差异,但有为数不少的重症患者丧失自主排尿的能力,如先天性脊髓脊膜膨出、截瘫、糖尿病患者等常并发不同程度的排尿困难,不经正确处理,有可能导致尿路感染、尿失禁和上尿路功能损害等并发症。

一、神经源性膀胱的病因

任何能够累及支配膀胱、尿道功能的神经系统疾病或损伤都有可能导致不同程度的神经源性膀胱,具体按神经系统病变部位及性质,可以分为以下几类。

1. 中枢神经系统疾病

(1)脑血管意外:脑血管意外会影响泌尿系统,引起从尿潴留到完全性尿失禁的各种膀胱、尿道功能障碍,其原因如下:①病灶直接破坏排尿高级中枢及其与排尿初级中枢之间的联系,从而导致控尿障碍;②脑血管意外并发症,包括失语(不能表达尿意)、肢体活动障碍(影响如厕的能力)、认知障碍(痴呆)、意识障碍等,它们可单独作用引起尿失禁,或与①的因素并存;③脑血管意外前即存在尿失禁或尿失禁易感因素:如糖尿病性周围神经病、良性前列腺增生、前列腺癌、脊髓病变等;④使用影响排尿功能的药物,如三环类抗抑郁剂、抗胆碱能药物等,可引起排尿无力,继发尿潴留、充溢性尿失禁。

(2)小脑性共济失调:共济失调是由浦肯野细胞异常和数量减少所致,同时并存小脑病变。

（3）颅脑肿瘤：在颅脑肿瘤患者中，病灶位于额叶的肿瘤患者常出现下尿路症状，多以尿失禁为主。

（4）压力正常的脑积水：压力正常的脑积水是指脑脊液压力正常而脑室扩张，患者有以进行性的痴呆、步态不稳等症状为代表的综合征。该病的发病机制可能为脑脊液不能顺利进入蛛网膜下腔。由于原始的脑皮质抑制缺乏，膀胱逼尿肌反射性收缩，故又称为不稳定性神经源性膀胱。

（5）脑瘫：脑瘫是一种非进展性的大脑功能紊乱性疾病，患者有不同程度的活动异常，同时伴有智力受损、抽搐或其他脑部功能失常的表现，大约有 1/3 的脑瘫儿童都有下尿路症状。

（6）智力障碍：智力障碍往往是其他疾病表现出的一组病症中的一种。最常见的症状是尿失禁、夜间遗尿、尿潴留或剩余尿量增多。

（7）帕金森病：帕金森病是一种突发的、缓慢进展的中枢神经系统变性疾病，其特征是动作的缓慢与缺失、肌肉僵直、静止性震颤和姿势不稳。37%～71% 的帕金森病患者有排尿异常表现，可能与调节排尿功能有关的基底神经节、迷走神经背核受累有关，这种症状可以与震颤同时出现，但大多数排尿异常症状出现在疾病的进展期，可能由多种因素所致。常见的下尿路症状为尿急、尿频和排尿不畅，其中尿失禁出现于 5%～10% 男性患者中，这是由无效的高强度的逼尿肌无抑制性收缩和外括约肌功能障碍所致。

（8）多系统萎缩：多系统萎缩是基底节、脑干、小脑、脊髓和自主神经多部位多系统变性的一组综合征，患者神经元萎缩可能会累及中枢神经系统中控制排尿的重要神经元，故而常导致患者排尿异常的症状出现早，且很严重。有些逼尿肌反射亢进症状可能就是脑干区的神经元丧失所致；而膀胱排空不全是由脑干中间和外侧的细胞干神经元萎缩，导致传递至逼尿肌的副交感神经冲动减弱所致。此外，Onuf's 核前角细胞的丧失，导致尿道括约肌失去神经支配，患者除了有逼尿肌不稳定性收缩外，还可同时伴有膀胱无法排空和括约肌控尿能力减弱等多种症状并存的表现。在多系统萎缩进展期的不同阶段，排尿异常的表现各异，有时一个阶段表现为逼尿肌反射亢进，数月或数年后又可能表现为膀胱排空障碍和不同程度的慢性尿潴留。

（9）多发性硬化症：多发性硬化症也是一种常见的神经性病变，世界卫生组织（WHO）和多发性硬化症国际基金会（Multiple Sclerosis International Federation，MSIF）联合调查提示，在 2005—2007 年估计全世界多发性硬化症平均发病率为 30(5～80)/100000。其病理特点是在脑白质和脊髓上出现急性、多局灶性、炎症性的脱髓鞘病变。80%～90% 的多发性硬化症患者有泌尿系统症状，许多患者表现为尿急、急迫性尿失禁、尿频或尿潴留，多由逼尿肌反射性亢进、收缩减弱及逼尿肌括约肌协同失调造成。

（10）先天性脊髓发育不全：先天性脊髓发育不全又称脊柱裂，是一种椎弓和神经末端的畸形，在儿童中它也是常见的一种能引起神经源性膀胱的疾病。

（11）脊髓损伤：脊髓损伤后出现的膀胱功能障碍以骶髓为界又可划分为上运动神经元功能障碍和下运动神经元功能障碍。95％以上的骶髓上损伤患者出现逼尿肌过度活动和（或）逼尿肌括约肌协同失调；而83％以上的骶段及以下损伤患者则出现逼尿肌功能低下，损伤平面不同，可表现出不同的临床症状或并无任何临床症状表现（图4-1）。

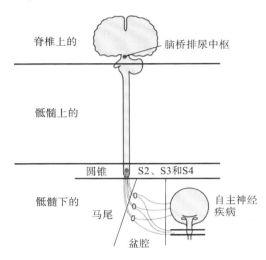

图 4-1　下尿路功能障碍神经源性膀胱的脊髓损伤水平

（12）椎间盘疾病：腰椎间盘突出症多数是由 L4、L5 和 L5～S1 水平的椎间盘向后外侧突出造成的，然而很多向后的中心型突出（马尾综合征）则会影响支配膀胱、会阴部和阴茎海绵体部的神经。据报道，1％～15％腰椎间盘突出症患者的骶神经根会受到影响，最终常见的症状为尿潴留。

（13）椎管狭窄：腰椎管狭窄一般不会引起膀胱功能障碍，然而一旦出现，症状往往呈进展性发展，且多与马尾神经受压有关。

（14）脊柱外科手术：脊柱外科手术，如常见的颈椎或腰椎的椎板减压术、椎间盘切除术等，在围手术期应用的各种药物，手术的牵拉、压迫或切割等对神经的刺激等都可能导致术后有不同程度的排尿异常症状出现。

2. 周围神经系统疾病

（1）糖尿病：糖尿病血管性病变和代谢功能紊乱会导致神经缺血性损伤，无论是胰岛素依赖型还是非胰岛素依赖型糖尿病都会对神经造成损伤，20％～40％的糖尿病患者会出现此类神经损伤。糖尿病膀胱发生的具体机制尚不清楚，一般认为主要是由糖尿病周围神经病变累及膀胱功能，以及肌源性异常（如逼尿肌功能受损）等因素所致。

（2）根治性盆腔手术：

①直肠癌根治切除术：根治性的盆腔手术，术后并发神经源性膀胱较常见，尤其是直肠癌的经腹会阴直肠切除术。常见的症状有尿意感缺失、排尿困难、剩余尿量多，或尿潴留，主要原因可能为手术过程中损伤了支配逼尿肌的盆神经分支纤维；或手术损伤了阴部神经，或直接损伤了尿道外括约肌，从而造成患者控尿能力减弱，导致压力性尿失禁的发生。

②根治性子宫切除术：子宫的支持韧带内含有来源于下腹下神经丛的自主神经及神经节，其中子宫骶韧带的神经分布密度大于主韧带。因而切除范围更广的根治性子宫切除术对下尿路功能的影响较单纯性子宫切除术更大。

3. 感染性疾病

（1）获得性免疫缺陷综合征（AIDS）：30%～40%的 AIDS 患者会出现中枢及周围神经系统损害的症状，对靶器官的感染、免疫性损伤都可能是导致神经受累的原因。当这些神经病变累及支配膀胱、尿道功能的中枢和周围神经系统时，也会导致出现相应的排尿异常表现。

（2）格林-巴利综合征：由细胞免疫和体液免疫介导的炎症性脱髓鞘周围神经病变，通常在健康个体中可能自然发生或在某种感染后发生，其病因和发病机制尚未十分明确。

（3）疱疹：带状疱疹病毒可侵犯腰骶神经，除可以造成相应神经支配皮肤部位簇集水泡外，还可导致盆丛及阴部神经受损，使盆丛节后纤维支配的膀胱逼尿肌收缩功能和尿道内括约肌弛缓功能失调，以及阴部神经的分支（会阴神经）支配的尿道外括约肌功能失调，临床表现为尿潴留、排尿困难。

（4）人 T 淋巴细胞病毒感染：由 Ⅰ 型 T 淋巴细胞病毒感染引起的慢性、进展性、强直性的下肢瘫多见，Ⅱ 型 T 淋巴细胞病毒感染比较少见。临床多表现为脱髓鞘和最终的胸髓萎缩症状，常见的下尿路症状为尿急和尿失禁。

（5）脊髓灰质炎：脊髓灰质炎患者多因逼尿肌无收缩导致尿潴留，且通常可随原发性疾病的恢复而改善。此外，逼尿肌无抑制性收缩还可产生急迫性尿失禁，或逼尿肌收缩乏力而造成排尿困难，尿动力检查也常能观察到逼尿肌无抑制性收缩现象。

（6）梅毒：约 10%梅毒患者会出现神经梅毒，腰骶部的脊髓背侧或脊髓根部受累继发脊髓脊膜炎，最终会导致膀胱功能障碍。临床多表现为膀胱感觉减退，膀胱容量增加，剩余尿量增多等。

二、神经源性膀胱的分类

疾病分类应用极简短语言准确表述疾病的基本特征。对排尿功能而言，理想的疾病分类应包括以下内容：①尿动力学结果（疾病分类的基础）；②反映预期的临床症状；③尽可能反映相应的神经系统病变。目前国际上常用的分类方法为国际尿控协会下尿路功能障碍分类（表 4-1），该分类系统将排尿功能障碍分为充盈/储尿期和排尿/排空期两个部分，依据不同阶段（储尿期、排尿期）尿动力学结果对患者下尿路功能进行逐一描述，与单纯的尿动力学分类相比，其能更详尽而准确地描述患者膀胱、尿道功能的病理生理特征。

表 4-1 国际尿控协会下尿路功能障碍分类

充盈/储尿期	排尿/排空期
膀胱功能	膀胱功能
逼尿肌活动性	逼尿肌活动性
正常或稳定	正常
过度活动	活动低下
不稳定	收缩不能
反射亢进	
膀胱感觉	尿道功能
正常	正常
增加或过敏	梗阻
减少或感觉低下	过度活动
缺失	机械性梗阻
膀胱容量	
正常	
高	
低	
膀胱顺应性	
正常	
高	
低	
尿道功能	
正常	
不全	

充盈/储尿期逼尿肌功能正常或稳定，指储尿期内逼尿肌未出现非随意收缩，否则称为逼尿肌过度活动。如果造成逼尿肌过度活动的原因与神经系统疾病有关，则可定义为逼尿肌反射亢进；如无相关的神经系统疾病，则可定义为逼尿肌不稳定。膀胱容量和膀胱顺应性亦为储尿期参数。尿道功能正常指储尿期即使在腹压存在下，尿道内仍能保持一定程度的压力，不发生漏尿；而尿道功能不全则指

逼尿肌未收缩时仍出现溢尿现象,产生的原因可能是压力性尿失禁、尿道固有括约肌功能障碍,或逼尿肌未收缩时尿道出现非自主舒张等。

排尿/排空期逼尿肌活动正常指逼尿肌反射能被主动启动,并维持逼尿肌收缩直至膀胱排空,也可人为终止。逼尿肌反射活动低下指在通常时间内逼尿肌无足够的收缩幅度或持续时间以排空膀胱。逼尿肌收缩不能指尿动力学检查时未见逼尿肌收缩。逼尿肌无反射特指因神经系统疾病所致的逼尿肌不收缩现象。尿道功能正常指排尿期排尿反射前括约肌开放以便排空膀胱的功能。尿道功能性梗阻指逼尿肌收缩时尿道括约肌同步收缩所致的梗阻,或指试图收缩逼尿肌时尿道括约肌不能松弛;尿道括约肌无收缩可能由平滑肌括约肌或横纹肌括约肌协同失调所致。横纹肌括约肌失协调一般仅出现于神经系统损伤时,以骶髓上和脑桥下脊髓损伤多见;如有类似症状但无相应的神经系统疾病则称为功能障碍性排尿。尿道机械性梗阻为解剖性,常因良性前列腺增生、尿道或膀胱颈狭窄,或尿道扭曲所致。

举例说明可更好地理解该分类系统,如典型的 T10 脊髓损伤患者,脊髓休克期结束后其下尿路功能障碍有如下表现:①充盈期:膀胱过度活动,反射亢进性膀胱,膀胱感觉缺失,低膀胱容量,顺应性正常,尿道闭合功能正常。②排尿期:尿道过度活动性梗阻,逼尿肌无抑制性收缩伴逼尿肌尿道外括约肌协同失调。

Madersbacher 根据神经损伤部位、充盈状况以及排尿阶段膀胱逼尿肌和尿道外括约肌的功能状态,提出了一个分类图(图 4-2),描述了多种神经源性膀胱的类

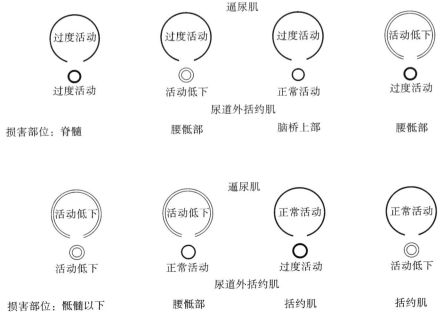

图 4-2　神经源性膀胱的类型

型,是对下尿路病理生理改变的直观描述与总结。

2018 年欧洲泌尿外科学会神经源性膀胱诊断治疗指南依照病灶部位及病变特性,生成的神经源性下尿路功能障碍模型,提出了一个更为简单、实用的分类系统,适用于日常临床实践,可帮助临床医生选择适当的治疗方法(图 4-3)。

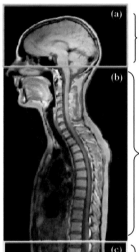

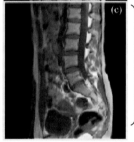

(a) 脑桥及脑桥上病变
·病史:主要为储尿期症状
·超声检查:无明显剩余尿
·尿动力检查:逼尿肌过度活跃

过度活跃
活动正常

(b) 脊髓(脑桥下-骶髓上)病变
·病史:储尿期和排尿期均有症状
·超声检查:剩余尿量通常增多
·尿动力检查:逼尿肌过度活跃,逼尿肌-括约肌协同失调

过度活跃
过度活跃

(c) 骶部/骶髓下病变
·病史:主要为排尿期症状
·超声检查:剩余尿量增多
·尿动力检查:逼尿肌收缩无力或无收缩

活力低下
活动正常

活力低下
活力低下

图 4-3　依据病灶部位及病变特性生成的神经源性下尿路功能障碍模型
图的右侧表示预期逼尿肌-括约肌系统出现功能性失调的潜在类型

但是,上述几种分类都没有反映上尿路状态,廖利民在既往下尿路功能障碍分类方法的基础上,提出了一种包含上尿路功能状态的神经源性膀胱患者全尿路功能障碍的新分类方法(表 4-2),其中对肾盂输尿管积水扩张提出了新的分度标准。此分类方法被推荐用来评估、描述、记录上尿路及下尿路的病理生理变化,为制订治疗方案提供了更全面、科学及客观的基础。

表 4-2　廖氏神经源性膀胱患者全尿路功能障碍分类方法

下尿路功能		上尿路功能
储尿期	排尿期	
膀胱功能	膀胱功能	膀胱输尿管反流

下尿路功能		上尿路功能
储尿期	排尿期	
逼尿肌活动性	逼尿肌收缩性	无
正常	正常	有:单侧(左、右),双侧
过度活动	低下	程度分级
	无收缩	I
膀胱感觉		II
正常	尿道功能	III
增加或过敏	正常	IV
减退或感觉低下	梗阻	V
缺失	功能性梗阻(尿道过度活动)	
	逼尿肌-尿道外括约肌协同失调	肾盂输尿管积水扩张
逼尿肌漏尿点压力	逼尿肌-膀胱颈协同失调	无
$\geqslant 40$ cmH$_2$O	括约肌过度活动	有:单侧(左、右),双侧
< 40 cmH$_2$O	括约肌松弛障碍	程度分度
	机械性梗阻	1 度
膀胱容量		2 度
正常(300～500 mL)		3 度
增大(>500 mL)		4 度
减小(<300 mL)		
安全膀胱容量		膀胱壁段输尿管梗阻
		无
膀胱顺应性		梗阻:单侧(左、右),双侧
正常(20～40 mL/cmH$_2$O)		
增高(>40 mL/cmH$_2$O)		肾功能
降低(<20 mL/cmH$_2$O)		肾功能正常
		GFR$\geqslant 50$ mL/min,左肾、右肾

下尿路功能		上尿路功能
储尿期	排尿期	
尿道功能		肾功能不全
正常		GFR＜50 mL/min，左肾、右肾
括约肌无收缩		代偿期：GFR，左、右肾；血肌酐＜132.6 μmol/L
功能不全		
膀胱颈(内括约肌)		失代偿期：GFR，左、右肾；血肌酐≥132.6 μmol/L
外括约肌		

注：1 cmH_2O＝0.098 kPa。

表 4-2 中下尿路功能部分同原 ICS 标准保持一致。对膀胱输尿管反流的分级参照国际反流分级标准：Ⅰ级，反流至不扩张的输尿管；Ⅱ级，反流至不扩张的肾盂肾盏；Ⅲ级，输尿管、肾盂肾盏轻中度扩张，杯口变钝；Ⅳ级，中度输尿管迂曲和肾盂肾盏扩张；Ⅴ级，输尿管、肾盂肾盏重度扩张，乳头消失，输尿管迂曲。但是许多神经源性膀胱患者并无膀胱输尿管反流存在，却经常出现肾盂肾盏积水扩张和输尿管迂曲扩张。廖利民依据泌尿系统磁共振水成像(MRU)检查，提出了肾盂输尿管积水扩张的分度标准如下。1 度：MRU 示中央肾复合体轻度分离，输尿管轻度扩张(直径＜7 mm)。2 度：MRU 示肾盂进一步扩张，少数肾盏呈可视化，输尿管扩张(直径＜10 mm)。3 度：MRU 示肾盂扩张，液体充满全部肾盏，覆肾盏肾实质变薄(肾实质估计丢失＜50％)，输尿管迂曲、直径＜15 mm。4 度：MRH 示肾盂重度扩张，液体充满全部肾盏，覆肾盏肾实质变薄(肾实质估计丢失≥50％)，输尿管严重迂曲、直径≥15 mm。上述肾盂输尿管积水扩张经常源自膀胱壁增厚导致的壁段输尿管狭窄梗阻。此方法最后对患者肾功能的损害程度也进行了分类。

三、神经源性膀胱的诊断

1. 病史采集

(1) 一般情况：包括姓名、性别、年龄、民族、婚姻状况、出生地、职业、病史叙述者以及所提供病史的可靠性。

(2) 现病史：全面详尽了解患者本次疾病的发生、演变、诊疗等方面的情况，总结患者的主诉。

肠道和膀胱功能障碍常常同时伴随神经症状出现,因此必须同时详尽了解和记录肠道功能的情况。

(3) 既往史:应询问人体各个系统的既往史,因为许多全身性疾病,如酒精中毒、癌症、血管性疾病、自身免疫病等常会引起神经功能障碍。神经源性膀胱患者常被诊断有反复的尿路感染,准确地记录尿路感染情况是确定感染来源的重要方法。间歇性导尿时导尿管类型、导尿间隔时间、导尿管清洗方式及导尿技术也必须记录。膀胱、前列腺、上尿路的既往手术史必须详细记录,复杂的重建手术记录也应详细回顾。若既往史有脑血管疾病、颅脑外伤、寄生虫病、感染发热或类似发作史等,应详加了解。

(4) 个人史、婚姻史、女性患者的妊娠孕育史、家族史:这些也是病史采集的重要内容。个人的社交情况与旅游情况有助于提供与各种感染因素和环境毒素的接触信息。小儿需了解围产期情况和生长发育情况。有癫痫、偏头痛等既往史的患者,还需了解其家族的发病情况,家族史有助于提示一些家族性代谢性疾病与变性疾病。神经源性膀胱的发病过程中也常出现性功能障碍,还应详细了解患者性生活情况,一般男性患者会出现勃起功能障碍、射精困难或逆行性射精等情况;女性患者会出现性欲缺乏、由于阴道干涩疼痛或敏感性增加引起的性交困难。

2. 泌尿系统症状

在对神经源性膀胱患者采集病史时泌尿系统的首发症状是非常重要的信息。临床常见的下尿路异常症状有尿频、尿急、尿痛,此外还有尿失禁、夜尿增多、排尿困难、尿意不尽感、尿潴留、尿流异常、遗尿等。虽然其症状加重对病程的判定很重要,但对于某些慢性疾病如多发性硬化症,其首发时间很难确定;而一些脑血管意外患者的发病时间常常很明确但其症状很难分辨,因此泌尿系统症状要在开始出现时认真评定。

3. 体格检查

体格检查应当按照系统循序进行,对于神经源性膀胱患者,应在全身系统检查的基础上,对泌尿生殖器、直肠肛门以及神经系统进行重点而细致的检查。

四、神经源性膀胱的尿动力学检查及分析

尽管神经源性膀胱的临床表现都是排尿功能障碍,但因神经损伤部位的不同,病程长短不同,其病理变化也可以完全不同,如何准确评价实时状态下的膀胱、尿道功能,对神经源性膀胱的治疗尤为重要。尿动力学检查可客观反映膀胱、尿道及其括约肌的异常生理活动,可为神经源性膀胱的临床诊断、分类和治疗提供依据,并能反映下尿路状况对上尿路功能变化的潜在影响。

尿动力学通过借助尿流动力检测仪测定相关的生理参数对下尿路功能进行评估。尿流动力检测仪是根据流体力学原理及电生理学方法来研究储尿和排尿

的生理过程及其功能障碍的一种新型设备。一般将单纯性的尿动力学检查称为常规尿动力学检查,而将采用造影剂充盈膀胱,在进行尿动力学检查的同时进行同步影像学监测的方法称为影像尿动力学检查。

在进行所有尿动力学检查之前,都应详尽了解患者的病史、体格检查和相关泌尿系统检查结果。在进行有创的充盈期膀胱测压和压力-流率分析之前,排尿日记(连续 3 天的排尿日记可反映患者下尿路现状)以及反复尿流率检查和剩余尿量测定均可提供客观、无创的重要信息,有助于确定可能存在的特殊尿动力学问题。需要注意的是,绝大多数的脊髓损伤患者无法实现自主排尿,故尿流率和剩余尿量测定在该群体中的应用价值不大;但是排尿/导尿日记对于预判脊髓损伤患者的膀胱类型、导尿时机的合理性和选择预期尿动力学灌注速度仍具有临床借鉴价值。

五、脊髓损伤性神经源性膀胱的临床表现

1. 脊髓横断性损伤早期的膀胱、尿道功能表现

严重脊髓损伤,脊髓损伤部位的上下出现振荡性损害,受损脊髓的兴奋性降低,病变以下感觉及各种反射消失,出现弛缓性瘫痪,进入无反应状态,这一时期称为脊髓休克期,一般持续 8 天~8 周,但也有持续 6 个月~2 年的报道。此时,多数患者无法感知膀胱的充盈情况,膀胱逼尿肌完全麻痹亦无自主性收缩,不能自主排尿,产生尿潴留。

脊髓休克期尿动力学表现:①膀胱容量增大,感觉消失,呈高顺应性膀胱;逼尿肌压力曲线低平,始终小于 $1.47\ kPa$($15\ cmH_2O$),且多种刺激不能诱发出逼尿肌无抑制性收缩,膀胱剩余尿量大,甚至出现完全性尿潴留。②尿道压力曲线多呈低平状态,最大尿道压及最大尿道闭合压均低于正常,但大于膀胱压。少数患者尿道压结果正常,可能与后尿道平滑肌功能恢复有关。③储尿期/排尿期同步尿道外括约肌肌电图(EMG)均无肌电活动。如球海绵体反射已恢复,EMG 活动可随膀胱充盈量增加而增强。④P-Q 图呈低压低流曲线。

2. 完全性脊髓损伤后期的膀胱、尿道功能表现

脊髓休克期过后,依脊髓损伤的程度不同,可以表现出脊髓部分损伤至完全性损伤的临床症状或体征。病情稳定后,已经完全受损的脊髓控制和传导功能不能再生,故完全性脊髓损伤的患者皆有下尿路排尿功能异常的表现,但临床症状与损伤程度可能并无相关性。

1)骶髓或马尾神经丛损伤　骶髓多与人体 L1 的椎体相对应,该部位极易受到外来暴力损伤,因而该部位脊髓损伤最为常见。人体的逼尿肌核和阴部神经核都位于骶髓,因此骶髓损伤或马尾神经丛损伤后,控制膀胱逼尿肌的副交感神经反射消失,逼尿肌无反射;同时控制尿道外括约肌的阴部神经反射也消失,因而尿道膜部的张力显著减退,甚至完全消失。但控制膀胱颈和近端尿道的交感神经正

常,α受体兴奋维持了该区域组织的收缩功能,尿道内括约肌紧张度增加,增加了尿道阻力,导致排尿困难和膀胱内剩余尿量增加。

由于脊髓圆锥位于腰椎椎管内,腰椎椎管的内径远较胸椎椎管内径大,因此脊柱骨折时不易造成圆锥马尾完全性损害;圆锥马尾损伤时易出现神经组织"逃逸",故不完全性损伤较多见。由此,真正出现逼尿肌和尿道括约肌完全瘫痪者少见。

常见尿动力学特征:①膀胱容量-压力测定:逼尿肌无反射,低压高顺应性膀胱。②尿道测压:膀胱颈及近端尿道压力增高,尿道膜部压力低于正常。③EMG:尿道外括约肌的功能取决于神经损伤的范围。一般情况下,尿道外括约肌 EMG 可出现与膀胱充盈状况无关的持续性肌电活动;在有较广泛神经损伤的情况下,可能有外括约肌去神经表现,活性消失。④影像尿动力学:逼尿肌无反射,造影剂于膀胱颈部受阻,尿道内无造影剂。⑤膀胱去神经超敏感试验:皮下注射氨甲酰甲基胆碱 2.5 mg 后,10～30 min 复测膀胱压,如逼尿肌压力上升大于 15 cmH$_2$O,为膀胱神经超敏试验阳性。骶髓损伤者为阳性表现。⑥酚妥拉明试验:按 0.1 mg/kg 静脉注射酚妥拉明,一般于 3 min 后复测尿道压,若最大尿道压较用药前下降 30％以上即为酚妥拉明试验阳性。骶髓损伤者为阳性表现。⑦骶髂关节疼痛诱发试验:阴性。

2) 骶上脊髓损伤恢复期　经过一段时间后,脊髓损伤平面以下分离的、未损伤的脊髓功能逐渐恢复。通常最早恢复的是肛门皮肤反射及球海绵体反射,随后逼尿肌出现反射性活动。排尿功能的恢复实际上是反射通路的重组,通过对动物进行辣椒素实验发现,正常排尿反射由有髓神经纤维传导,而脊髓损伤后则由无髓神经纤维传导,由此推断存在一种脑下行通路中断后脊髓间连接的重新组合问题。脊髓损伤后的其他异常反射也受到无髓神经纤维传入神经的影响,比如寒冷反射。动物实验证实截瘫后反射性排尿的恢复和无髓神经纤维传入诱导膀胱逼尿肌收缩存在多种机制:①延髓-脊髓抑制通路消失。②幸存的突触延长或由脊髓内轴突新芽生长成新的突触连接。③神经递质的合成和释放发生改变。④周围器官传入冲动的变化。

(1) T5 以上脊髓损伤:T5 脊髓对应 T4 胸椎椎体,但 T5 以上的脊髓损伤多由颈部外伤所致。T5 以上脊髓横贯性损害,导致脊髓内的交感神经中枢、副交感神经中枢及阴部神经中枢与脑部的上位神经中枢联系中断,但这些神经与其对应的支配器官间的神经反射却保持相对完整。逼尿肌反射恢复及脊上排尿中枢对逼尿肌核失控,最终导致逼尿肌无抑制性收缩,尿动力学检查表现为逼尿肌反射性收缩幅度大于 15 cmH$_2$O,称为逼尿肌反射亢进。

位于脑桥内的网状结构协调正常排尿反射,即逼尿肌收缩时,尿道外括约肌及盆腔底部肌肉协同松弛,直至排尿结束。骶上脊髓损伤后,这一协调作用丧失,排尿时,逼尿肌反射性收缩,而尿道外括约肌不能协同松弛,产生逼尿肌-外括约肌协同失调(detrusor-external sphincter dyssynergia,DESD),继而导致功能性排尿梗阻;同时,逼尿肌反射亢进引起膀胱内压升高,一方面通过交感神经元的兴奋,诱发心血管自主神经反射亢进,另一方面交感神经元冲动经腹下神经传导至膀胱颈,并引起其收缩,导致逼尿肌-膀胱颈协同失调(detrusor-bladder neck dyssynergia,DBND)。尿道阻力的增加又引起膀胱内压进一步升高,反过来再次刺激逼尿肌收缩,形成恶性循环。一般而言,脊髓损伤平面越高,DESD 和 DBND的发生率也越高。

T5 以上的脊髓横断性损伤还可导致胸腰段交感神经元对心脏及外周血管的调节失去血管运动中枢的控制,逼尿肌的兴奋极易诱发自主神经反射亢进。后者是高位截瘫患者严重的并发症之一,轻者出现头痛、恶心、皮肤潮红、出汗及血压升高,重者可出现高血压脑病和高血压危象,甚至颅内出血、心律失常和心力衰竭等严重后果,进而危及患者的生命。

人体血管运动中枢位于脑干,经胸腰段交感神经元及第九、第十对脑神经(副交感神经)来调控主动脉弓、窦房结、颈动脉压力感受器,调节和维持交感神经和副交感神经之间的平衡和心血管系统的稳定性。T5 以上脊髓受到损伤后,损伤平面下所有的交感神经包括内脏大神经(T5～T8)在内,失去血管运动中枢的控制。但这些交感神经元与骶髓内逼尿肌核之间的神经通路完整,当膀胱反射性收缩,膀胱内压升高时,神经冲动从膀胱传递至骶髓,再经神经上行通路传导至 T5以下所有的交感神经元。交感神经兴奋诱发小动脉广泛收缩,导致血压急剧升高,使不少患者发生恶性高血压。血压升高后刺激主动脉弓、窦房结和颈动脉窦的压力感受器,其冲动信号沿第九、第十对脑神经的传入纤维传入脑干血管运动中枢,再经过第十对脑神经的传出纤维传递至心脏和皮肤。在副交感神经的作用下,出现心率变缓、皮肤潮红、出汗、鼻塞等症状和体征。

此类患者的尿动力学表现:①膀胱容量-压力测定:膀胱顺应性下降;逼尿肌反射亢进,膀胱压升高但不能持久。②排尿期压力-流率测定(P-Q 图)呈高压低流曲线,可有不等量的剩余尿。③尿道测压:膀胱颈和尿道膜部压力均升高。④压力-EMG 同步检查:逼尿肌收缩排尿时,尿道外括约肌肌电活动不消失反而增强,呈典型的 DESD 征象。⑤影像尿动力学检查:呈 DBND 表现,逼尿肌收缩但膀胱颈不开放,无排尿,膀胱颈的压力至少比逼尿肌收缩压高 5 cmH$_2$O;或排尿期间膀胱颈开放不全/间断开放,且排尿期尿道压力曲线显示膀胱颈截面两侧的压力差超过 10 cmH$_2$O;而逼尿肌压力下降时,膀胱颈开放,EMG 示肌电活动消失,出现短暂的排尿。⑥酚妥拉明试验呈阳性。

(2)胸中段脊髓损伤:胸中段脊髓包括 T5～T9,对应的锥体为第 5～7 胸椎椎体。这段脊髓损伤与 T5 以上脊髓损伤有相似的病理改变,但因损伤平面以上的脊髓内有保存完好的心脏交感神经控制中枢和部分内脏血管控制神经,所以不会诱发严重的自主神经反射亢进,但仍可诱发部分交感神经兴奋,故在逼尿肌反射亢进出现时,仍可诱发轻度的血压增高,同时仍存在 DESD 和 DBND,但发生率较 T5 以上脊髓损伤低。

此段脊髓损伤后的尿动力学改变与 T5 以上脊髓损伤的改变一致。

(3)胸腰段脊髓损伤:胸腰段脊髓多包括 T10～L2 之间的脊髓,与第 8～10 胸椎椎体相对应。该段脊髓内有膀胱及尿道的交感神经中枢,其损害必然导致膀胱和尿道的交感神经失控,逼尿肌核的兴奋也不会诱发交感神经的兴奋,亦无自主神经反射亢进。但由于失去交感神经对副交感神经的对抗作用,逼尿肌反射亢进更为明显和强烈。由于膀胱颈和近端尿道的 α 受体失去交感神经的支配,膀胱颈及近端尿道松弛,不会出现 DBND,但仍可出现 DESD。

此类患者的尿动力学的表现:①膀胱容量-压力测定:顺应性下降;逼尿肌反射亢进,膀胱压升高但不能持久。②尿道测压:膀胱颈及近端尿道压低于正常,尿道膜部压力正常或低于正常值。③压力-EMG 同步检查:协同失调。④影像尿动力学检查:逼尿肌收缩时,造影剂进入膀胱颈及近端尿道而在尿道膜部处受阻。⑤酚妥拉明试验阴性。

3. 不完全性脊髓损伤的膀胱、尿道功能异常表现

人体脊髓的排尿初级中枢的位置相对固定,完全性脊椎横断性损伤导致的神经源性膀胱大多有前述的共性和规律性,但实际情况中并非严格遵循这些规律。若患者表现为不完全性脊髓损伤,由于残留脊髓排尿控制中枢及脊髓神经束传导功能的差异,在排尿、排便异常及身体的其他感觉、运动功能的表现方面亦存在很大差异。有的患者虽然是完全性横断性损伤,但经过恰当的早期处理,能恢复部分脊髓功能。患者往往表现为相应节段脊髓完全性横断性损伤症候群的部分症状,其程度较完全性损伤轻或并无差异。所以对于不完全性脊髓损伤的患者,可以借助患者的排尿异常症状和神经系统的检查结果进行临床评价,但仅有尿动力学检查能反映膀胱尿道功能的实时状态。

4. 完全性和不完全性脊髓损伤患者尿动力学的差异性

近年来,同一损伤平面但不同损伤程度的脊髓损伤患者的尿动力学参数之间的差异性是医疗专业人士尤为感兴趣的话题。2006 年,Patki 等对不完全性脊髓损伤(AIS 分级 D、E)患者的泌尿系统功能障碍进行评估。笔者发现,神经近乎完全恢复的不完全性脊髓损伤患者中仍存在高比例的神经源性膀胱患者。研究强调,此类患者膀胱功能显著性恶化并不少见,无临床症状的膀胱功能恶化危及上尿路安全是医生不得不面临的挑战。更近的研究还借助膀胱容量-压力测定,比较了完全性和不完全性脊髓损伤患者膀胱漏尿点压和膀胱容量的差异性。终末期逼尿肌过度活动时在膀胱漏尿点压和膀胱容量方面,完全性和不完全性脊髓损伤患者差异并无统计学意义,这意味着尿动力学异常对完全性和不完全性脊髓损伤患者的不利程度是同等的。笔者认为应给予不完全性神经源性下尿路功能障碍患者正确的膀胱压力诊断,其检查项目、观察的谨慎度和重视度应与完全性脊髓损伤患者同等。同样,越来越多的观点认为所有的脊髓损伤群体均应该接受尿动力学检查,无论是完全性还是不完全性脊髓损伤患者,也无论是何种程度移动能力患者。Linsenmeyer 等分析了 84 例反射性排尿的完全性脊髓损伤患者尿动力学参数对上尿路的影响。研究显示,15.5% 反射性排尿患者存在反流或肾积水。膀胱收缩持续时间是反流或肾积水最主要的风险因素。国际尿控协会认为,对于脊髓损伤患者而言,脊髓休克期后,影像尿动力学检查是评估下尿路功能异常的基线数据指标。无论是完全性还是不完全性脊髓损伤患者,除应进行膀胱临床评估或神经学检查外,尿动力学检查也应属于必须要做的检查项目。

六、神经源性膀胱的治疗

神经源性膀胱治疗方案的选择依患者不同的膀胱、尿道功能状态采取个体化治疗方案,在治疗神经源性膀胱的同时,针对原发性神经系统疾病也应进行积极治疗。脊髓损伤继发的神经源性膀胱临床表现最为多样、异变和复杂,故我们以脊髓损伤性神经源性膀胱为例,介绍神经源性膀胱的治疗选择。

神经源性膀胱的治疗原则:①增加膀胱的顺应性,恢复低压储尿功能,以减少膀胱输尿管反流,保护上尿路;②恢复膀胱的正常容量;③减少尿失禁;④不用导尿管;⑤恢复膀胱的可控制性排尿;⑥减少和避免泌尿系统感染和结石等并发症发生。依据上述原则,我们选择的治疗策略如下:①将尿动力检查结果作为选择治疗方案的依据;②构建"安全膀胱",力争"平衡膀胱",改善膀胱的顺应性,通过调整使膀胱和尿道功能达到新的平衡;③积极治疗原发病,定期(终生)随访;④预防和治疗并发症,改善患者生活质量。

近四五十年来,随着专业人士对脊髓损伤性神经源性膀胱的重视程度和对其病理生理学理解的加深,加之医疗水平的不断提高,肾衰竭相关的脊髓损伤致死病例明显减少,这主要归因于以下几个方面:①现代尿动力学检查的应用和普及;②间歇性导尿知识的应用及普及;③维持患者无导尿管状态;④尿路感染的控制;⑤脊髓康复中心的建立;⑥肾功能的长期随访;⑦尿路结石治疗水平的提高。其中,路德维希·古特曼爵士在脊髓休克期使用间歇性导尿排空膀胱并通过无菌间歇性导尿预防尿路感染、Cosbie Ross 横纹括约肌切开术治疗逼尿肌-括约肌协同失调、脊髓损伤中心配置专职神经泌尿外科医生和 1971 年神经源性膀胱治疗里程碑式教科书《神经泌尿学》的出版被国际专家认为是脊髓损伤患者膀胱管理跨时代的四个重要里程碑事件。

由于脊髓损伤性神经源性膀胱的临床表现多样、症状异变和病因复杂,相同部位脊髓损伤患者的膀胱、尿道功能异常表现也有可能不一样;同一个患者在脊髓损伤后的不同时期的排尿表现也有不同。治疗方案的制订除了需考虑疾病本身的临床特点外,还需兼顾到患者的年龄、社会状态、对社会认可度的需求、经济能力等多方面因素。因此,脊髓损伤性神经源性膀胱患者应采取个体化治疗方案。

1. 药物治疗

临床上常选择抗胆碱能药物改善膀胱顺应性,增加膀胱容量,配合间歇性导尿技术的应用,取得了较好的疗效。目前常采用的药物有托特罗定、曲司氯铵、奥西布宁、索利那新等。β受体激动剂米拉贝隆可以显著舒张膀胱平滑肌,抑制逼尿肌收缩,扩大膀胱容量,近来也开始应用于临床。选择性α受体阻滞剂,不仅能改善尿道内括约肌的梗阻情况,而且对提高膀胱顺应性和排尿节制功能也有一定的作用。

2. 行为治疗

(1) 手法辅助排尿:常用的手法是 Valsalva 法(腹部用力)和 Credé 法(手法按压下腹部),二者均通过增加膀胱内压的方式将尿液挤压出体外,也统称为膀胱压迫。

Valsalva 法:患者取坐位,身体前倾并放松腹部,快速呼吸 3~4 次,以延长屏气增加腹压的时间,做 1 次深呼吸,然后屏住呼吸向下用力做排便动作,屈曲膝关节与髋关节,使大腿贴近腹部,增加腹压,这样反复间断数次,直至无尿液排出,但此法对心脑血管疾病及老年患者不适用。

Credé 法:适合逼尿肌无力患者,用手按摩膀胱区 3~5 min,把手指捏成拳状,置于脐下 3 cm 处,用力向骶尾部加压直至尿液流出,排尿后将左手放在右手手背上加压排尿,尿液外流时松手再加压 1 次,力求排尽尿液,加压时动作缓慢、轻柔,防止尿液反流引起肾盂肾炎。

临床经验显示,许多患者通过腹部按压能促进膀胱排尿,但大部分不能排空。影像尿动力学检查可以发现这些手法虽能使膀胱内压增高,但尿流率很低,有剩余尿。膀胱排空困难是由收缩的内、外括约肌,在膀胱内压升高的时候不能开放所致。特别对于盆底肌完全弛缓性瘫痪的患者,这些手法可诱发机械性梗阻,排尿期的图像可显示出盆底水平的尿道膜部在自上向下推动时出现的扭曲、变形、狭窄。这种狭窄不能被逆行尿道造影检测出来,插导尿管不能感受,内镜也不能发现。长期用 Valsalva 法或 Credé 法排尿,排尿所需要的外部压力常远高于 40 cmH$_2$O(即膀胱内压远高于 40 cmH$_2$O),这些非生理性的高压亦能造成上尿路的反流,严重危及上尿路安全,同时还可能导致后尿道的压力增高,尿液向前列腺和精囊流入诱发前列腺炎或附睾炎以及其他并发症。

膀胱按压可能仅适用于膀胱逼尿肌活动力低下伴尿道括约肌张力降低的患者。需强调的是括约肌反射亢进和逼尿肌-括约肌协同失调禁忌膀胱按压。此外,膀胱-输尿管-肾脏反流、男性附件反流、各种疝和痔、有症状的尿路感染以及尿道异常也属于膀胱按压禁忌证。对于膀胱颈及近端尿道 α 受体兴奋性增高的患者,可考虑服用 α 受体阻滞剂,或行膀胱颈内口切开术,以减低尿道阻力,减少剩余尿量。

(2) 反射性触发排尿:按 ICS 委员会制定的标准术语,膀胱反射性触发排尿指患者和陪护人员用各种手法刺激外感受器来诱发逼尿肌收缩,以完成排尿过程。具体方法为轻轻叩击耻骨上区,牵拉阴毛,摩擦大腿内侧皮肤,挤压阴茎龟头部、阴唇或扩张肛门等,以诱发膀胱反射性收缩而排尿。

定期触发排空的目的是恢复对反射性膀胱的控制,即患者需要排尿时就能触发膀胱收缩。这种排尿方式多用于骶髓上脊髓损伤患者,但临床效果并不十分理想。这是因为通过诱发骶髓反射使膀胱收缩排尿是非生理性的,膀胱收缩是不随意、间断的,90%以上的患者会同时出现 DBND 或 DESD,导致膀胱无法实现低压下完全排空尿液或使尿流中断。而且反射性触发排尿是骶髓的非生理性反射,必须通过每天数次的触发才能诱发出,具有潜在的上尿路损害高风险,有文献报道其可导致膀胱形态改变、功能减退、肾盂积水和肾功能损坏。清洁间歇性导尿的普及及盛行,逐渐取代了反射性触发排尿。

因此,在反射性触发排尿的起始和实施过程中都应做尿动力学及其他相关检查。必须符合下列条件者才能进行这种训练:①患者膀胱容量和顺应性能维持 4 h 不导尿;②尿液镜检白细胞≤10 个/高倍视野;③无发热;④无持续菌尿出现。该方法最适用于括约肌或膀胱颈切开术后的骶髓上脊髓损伤患者,以维持和改善自发反射性排尿情况。若患者伴有下列情况则不宜采用反射性触发排尿法:逼尿肌收缩不良(收缩太弱、太强,收缩时间过短、过长)、引发非协调性排尿、膀胱-输尿管-肾盂反流、男性患者尿液流向精囊和有输精管反流、不可控制的自发性反射障碍或复发性尿路感染持续存在。

(3)辅助性导尿器具导尿:

①经尿道/耻骨上留置导尿:脊髓损伤早期下尿路功能障碍主要为尿潴留,由于患者生命体征不稳定,需每小时检测尿液量、避免过度移动导致骨折错位等,常选择留置导尿持续引流膀胱内尿液。但操作中要注意保持导尿管体外部分朝向正确的方向和夹放导尿管的时间。膀胱储尿在 300~400 mL 时有利于膀胱自主功能的恢复。因此,要记录水的出入量,以判断放导尿管的时机。留置导尿时每天进水量须达到 2500~3000 mL,定期冲洗膀胱,每周更换导尿管。

长期留置导尿管不可避免会造成尿路感染。因导尿管的存在,尿路感染很难根除。因此患者度过脊髓损伤急性期或不再符合留置导尿管适应证时,即可移除留置导尿管,开展间歇性导尿。

②阴茎套集尿:阴茎套集尿的目的是让男性患者把漏出的尿液收集到一个容器中,防止尿液溢出,使小便管理更卫生,以减少难闻的气味和改善生活质量。

这种治疗方法实际上是对尿失禁的姑息治疗。尽管阴茎套明显优于尿垫,但仍会引发诸多问题,甚至有的并发症是极为严重的。阴茎套固定太紧、时间过长会引起皮肤的机械性损伤,从而继发阴茎损伤。皮肤对阴茎套过敏也是引起皮肤损伤的常见原因。此外,阴茎长期浸泡在阴茎套内,潮湿的环境有可能导致阴茎皮肤的感染,进而诱发逆行性尿路感染。

采取此种方法管理排尿的患者一定要行尿动力学检查，了解尿失禁的原因。若患者为小容量低顺应性膀胱，由于逼尿肌无抑制性收缩，或膀胱内持续高压导致漏尿，长期用此方法管理排尿是一种非常危险的处理措施。不解决膀胱内高压的问题最终会导致膀胱-输尿管反流，以及肾功能损坏，进而威胁患者的生命。

3. 间歇性导尿（IC）

IC 在脊髓损伤的早期和长期应用中都显示了较好的效果，其有较低的泌尿系统感染率和并发症发生率，并有助于维持患者膀胱顺应性和肾功能，在帮助恢复膀胱的自主性排尿和改善患者生活质量方面亦有重要作用。因此，IC 现已成为急、慢性脊髓损伤患者膀胱管理最常用的方法。IC 的适应证、方法及注意事项等相关内容，本书将另辟章节阐述。

4. 经尿道留置支架外括约肌成形术

该法可能适用于尿道括约肌张力过高但膀胱容量及顺应性尚可的脊髓损伤性神经源性膀胱患者，能显著降低平均排尿压和减少剩余尿量，改善膀胱自主性反射失调症状，提高排尿节制能力，使患者从导尿管治疗的负担中解脱出来，获得良好的社会心理益处。

该术式的并发症发生率和严重性都比较低，发生尿道并发症、支架移位或未能达到预期治疗效果等情况下，可以将支架取出。目前已发展了多种支架，如圆柱形线网筛状支架、镍钛记忆合金支架等。

5. 去神经治疗

在脊髓损伤患者中，小容量低顺应性膀胱所造成的肾功能损害，具有发病隐匿，轻、中度肾功能恶化无明显临床症状和体征等特点，是脊髓损伤患者晚期死亡的主要原因。尽快恢复膀胱的正常容量和改善膀胱顺应性是该类患者的主要治疗目的。

1945 年，Munro 首次报道自 1933 年以来腰骶神经前根切断治疗脊髓损伤患者下肢肌肉痉挛的临床结局，研究显示部分患者膀胱功能亦获得改善。随后，许多学者尝试了不同的膀胱去神经支配式，以期将高张力、高反射的痉挛性膀胱转换成低张力、低反射的膀胱。这些术式归纳起来，主要有两种：一是施行于膀胱壁和盆内脏神经的周围性去神经支配术，包括膀胱扩张术、膀胱壁肌肉切开术和盆神经破坏、切断术；二是施行于脊髓和骶神经根的去神经支配术，包括圆锥切除术、药物破坏术和不同种类的骶神经根切断术等。药物注射治疗的部位包括骶神经根、蛛网膜下腔、膀胱壁等，以膀胱壁注射疗效最好。近年来，国内外多选择经尿道膀胱镜对膀胱壁内注射 A 型肉毒毒素的方法，其可有效阻断局部神经肌肉接头突触前膜乙酰胆碱的释放，取得较好的治疗效果。也有学者在临床上采用膀胱内灌注辣椒素及辣椒素类似物树胶脂毒素（resiniferatoxin，RTX）的方法治疗脊髓损伤继发的神经源性膀胱尿失禁，也取得了一定的疗效。

6. 膀胱扩大术、膀胱替代和尿流转向术

对于低顺应性小容量膀胱,在保守和微创治疗均无法增加膀胱容量和降低膀胱内压的情况下,可以考虑选择各种形式的膀胱扩大术、膀胱替代和尿流转向术,建立一个足够容量和低压的储尿囊,配合间歇性导尿等治疗,能达到保护上尿路和改善患者生活质量的目的。

主要参考文献

[1] 陈忠,崔喆,双卫兵. 神经源性膀胱[M]. 北京:人民卫生出版社,2009.

[2] 黄健. 中国泌尿外科和男科疾病诊断治疗指南(2019 版)[M]. 北京:科学出版社,2020.

[3] Manack A,Motsko S P,Haag-Molkenteller C,et al. Epidemiology and healthcare utilization of neurogenic bladder patients in a US claims database [J]. Neurourol Urodyn,2011,30(3):395-401.

[4] Verhoef M,Lurvink M,Barf H A,et al. High prevalence of incontinence among young adults with spina bifida:description,prediction and problem perception[J]. Spinal Cord,2005,43(6):331-340.

[5] Madersbacher H. The various types of neurogenic bladder dysfunction:an update of current therapeutic concepts [J]. Paraplegia,1990,28(4):217-229.

[6] Bauer S B,Nijman R J,Drzewiecki B A,et al. International Children's Continence Society standardization report on urodynamic studies of the lower urinary tract in children [J]. Neurourol Urodyn,2015,34(7):640-647.

[7] Liu N,Fougere R,Zhou M W,et al. Autonomic dysreflexia severity during urodynamics and cystoscopy in individuals with spinal cord injury[J]. Spinal Cord,2013,51(11):863-867.

[8] Huang Y H,Bih L I,Liao J M,et al. Blood pressure and age associated with silent autonomic dysreflexia during urodynamic examinations in patients with spinal cord injury[J]. Spinal Cord,2013,51(5):401-405.

[9] Patki P,Woodhouse J,Hamid R,et al. Lower urinary tract dysfunction in ambulatory patients with incomplete spinal cord injury[J]. J Urol,2006,175(5):1784-1787.

[10] Moslavac S,Dzidic I,Kejla Z. Neurogenic detrusor overactivity:

comparison between complete and incomplete spinal cord injury patients [J]. Neurourol Urodyn,2008,27(6):504-506.

[11] Linsenmeyer T A,Bagaria S P,Gendron B. The impact of urodynamic parameters on the upper tracts of spinal cord injured men who void reflexly[J]. J Spinal Cord Med,1998,21(1):15-20.

第五章 导尿方案的选择

诸多疾病可以导致膀胱排空障碍,包括神经源性及非神经源性。临床常见病因如下:①脊髓损伤、脊髓栓系综合征、糖尿病、多发性硬化症、帕金森病及脑血管意外等神经系统病变,或盆腔手术后导致周围神经受损继发的神经源性膀胱;②高龄或药物等因素导致的膀胱逼尿肌收缩无力;③前列腺增生、膀胱颈抬高导致的充溢性尿失禁;④手术造成的膀胱出口梗阻,如女性尿道悬吊术;⑤肠代膀胱,或肠源性膀胱扩大术导致的慢性尿潴留;⑥其他,如产后尿潴留等。这些疾病导致的膀胱排空不全常需要采用一定的措施辅助排尿,如 Valsalva 法或 Credé 法排尿、扳击点排尿及导尿术等,其中导尿术为最常用的辅助排空膀胱措施,应针对不同患者采取合适的导尿方式,其中间歇性导尿近年来日益被人们接受和广泛应用。

第一节 留置导尿

留置导尿是将一根引流管经尿道或窦道插入并长期保留在膀胱内,随后连接密闭的集尿系统持续或间断引流尿液的方法。经尿道留置导尿管是治疗尿潴留最直接、有效的方法,也是临床常用的排空膀胱手段,常在下列情况下使用:①急性尿潴留或膀胱出口梗阻;②危重患者尿量的精确测量;③选择性手术围手术期;④泌尿外科手术或与泌尿生殖道相邻器官的手术;⑤预期手术时间过长,术中需监测尿量;⑥急救期需大量输液或使用利尿剂的患者;⑦辅助会阴/骶部存在开放性伤口的尿失禁患者进行伤口护理;⑧需要长期固定特定体位的患者(如潜在的不稳定胸椎或腰椎;多发伤,如骨盆骨折患者);⑨改善临终患者的舒适度。

留置导尿管有时候是病情观察和治疗的重要手段,但在解决临床问题的同时也给临床带来一定的问题,以尿路感染最为常见。导尿管是外来的异物,长期置管会破坏尿道的正常生理环境,削弱了泌尿系统中性粒细胞吞噬细菌的能力,打破了膀胱对细菌的防御机制,影响了排尿对细菌的正常冲刷作用。有文献报道导尿管在体内留置时间超过 48 h 就会滋生细菌,第 7 天 40.3% 的患者发生菌尿症,第 14 天菌尿症发生率高达 98.4%。现今,越来越多的学者开始关注导管相关性尿路感染(catheter-associated urinary tract infection,CAUTI),即患者留置导尿管后,或者拔除导尿管 48 h 内发生的泌尿系统感染。

　　引起 CAUTI 的微生物可能是内源性的(通常是在尿道口、直肠或阴道定殖的微生物),也可能是(或)外源性的(如受污染的医疗卫生人员的手部或医疗器械上的微生物)。微生物进入尿道的外部途径,通常是利用导尿管外腔表面与尿道黏膜的接触面,通过尿道黏液向上迁移;或利用管腔内部途径,通过从受污染的集尿袋内部或集尿袋和导尿管连接处,沿着导尿管内腔向上移动。两种感染途径在 CAUTI 发病机制中的相对贡献率尚未知。随着无菌操作的引入,菌尿症发生风险显著降低,提示管腔内路径在 CAUTI 预防中的重要性。1960 年提出密闭式引流系统概念,然而,即便使用该系统,细菌依然能够通过中断的无菌系统或通过外部途径进入人体,随着时间的推移,不可避免地会发生菌尿症。研究显示,置管患者,每多使用一天导尿管,其菌尿症的发生率随之增加 3%～10%;置管 30 天后,菌尿症的发生率接近 100%。

　　一般而言,导尿管长期放置后,尿路微生物极易定植在导尿管和引流系统表面,并形成生物膜。随着时间的推移,生物膜内部形成了利于微生物滋生的固有生存环境,使它们对抗菌药物具有耐药性和抵御宿主的防御力,如果不移除导尿管,几乎不可能根除微生物。

　　美国国家医疗保健安全网(NHSN)报道,2006—2007 年医院数据统计结果显示,CAUTI 常见的致病菌是大肠杆菌(21.4%)和念珠菌(21.0%),随后是肠球菌(14.9%)、铜绿假单胞菌(10.0%)、肺炎克雷伯菌(7.7%)及肠杆菌(4.1%)。引发感染的其他革兰阴性菌和葡萄球菌的比例更低。在 CAUTI 病例中分离出致病菌,约 1/4 的大肠杆菌菌株和 1/3 的铜绿假单胞菌菌株耐氟喹诺酮类药物。对第三代头孢菌素和碳青霉烯类等其他种类抗生素耐药的革兰阴性菌也呈大幅增长趋势。多重耐药致病菌(定义为对 4 种及 4 种以上抗生素均不敏感的致病菌)的比例为铜绿假单胞菌 4%、肺炎克雷伯菌 9%、鲍曼不动杆菌 21%。因此,留置导尿管虽对临床的诊断和治疗有很大的帮助,但由此带来的感染问题也不容忽视。长期的膀胱内感染最终将导致膀胱壁纤维化,膀胱挛缩,膀胱容量减少和膀胱内压增高,最后因为膀胱内环境急剧恶化而危及肾功能。为避免 CAUTI 的发生,需严格掌握留置导尿管指征,加强导尿管护理,具有拔出导尿管的条件的患者,应尽早移除导尿管。对需要长期依赖人工干预方法排空膀胱的患者,应进行合理的评估,尽可能不用长期留置导尿管引流膀胱的方法管理膀胱。

　　长期经尿道留置导尿管的患者,引流管的压力持续保持在阴茎头上,会带来软组织侵蚀风险。有文献报道长期留置导尿管的神经源性膀胱患者创伤性尿道下裂的发生率为 21%(图 5-1)。这种尿道侵蚀也可能发生于长期留置导尿管的女性患者(图 5-2)。女性尿道短,邻近膀胱颈,一旦发生尿道侵蚀往往会出现难治性尿失禁。

　　对男性经尿道留置导尿管还会带来一系列男性附属性腺的并发症,容易导致尿道狭窄、男性生殖系统的并发症,如阴囊脓肿、尿道瘘、尿道狭窄、尿道憩室和附

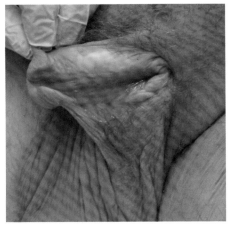

图 5-1　创伤性尿道下裂

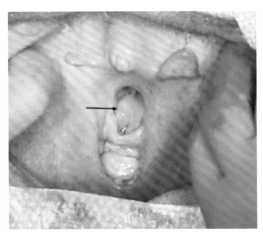

图 5-2　尿道侵蚀

（箭头所指处为尿道侵蚀的位置）

睾炎等。Laurie 等回顾性报道了 1975—1985 年间 142 例脊髓损伤患者的膀胱管理方式和与导尿管相关并发症的发生情况，所有患者至少随访 7 年，其中 56 例为留置导尿管组（54 例经尿道路径，2 例经耻骨上路径），其余 86 例患者无留置导尿管（自主排尿 56 例，自我清洁性间歇性导尿 14 例，外括约肌切开术联合阴茎套集尿 16 例）。两组患者泌尿系统相关并发症见表 5-1。

表 5-1　脊髓损伤性神经源性膀胱泌尿系统并发症

参　　数	留置导尿管组/例	非留置导尿管组/例	p 值
患者数	56	86	
肾			
反复肾盂肾炎	7	2	0.015
肾实质变薄	13	4	0.009
尿路感染			
症状性尿路感染（1 次）	6	35	0.0001
症状性尿路感染（>1 次）	42	11	0.0001
败血症	12	7	0.023
结石			
膀胱结石	34	10	0.0001
肾结石	18	6	0.0001
尿道			
瘘（皮肤瘘）	5	10	0.0048
侵蚀	12	6	0.0002

续表

参 数	留置导尿管组/例	非留置导尿管组/例	p 值
狭窄	13	4	0.0009
脓肿（尿道周围）	5	0	0.0048
其他			
附睾炎	12	8	0.042
肉眼血尿	23	6	0.0001
总计	202	109	0.0070

若患者必须长期经尿道留置导尿管，选择的导尿管不宜太粗，一般14F～16F即可，这样可以增加导尿管与尿道之间的间隙，有利于尿道内分泌物的引流，减少尿路感染及男性附属性腺感染的发生。

经耻骨上穿刺或手术留置导尿管（图5-3）也是一种临床常用的长期引流尿液排空膀胱的方式。与经尿道留置导尿管相比，这种方式减少了男性附属性腺及尿道并发症的发生，如前列腺炎、睾丸炎、附睾炎、尿道狭窄等，对保留性功能的男性患者可不影响其性活动，生活上相对方便一些，是需要长期留置导尿管患者的一个可接受的替代选择。但这种引流尿液的方法同样不能避免在体内长期放置导尿管，因此CAUTI的发生率与经尿道留置导尿管相似。造瘘管的持续长期引流会引起膀胱失用性萎缩（图5-4），导致换管困难且极易损伤膀胱引起出血；另外造瘘管无法与腹壁组织紧密粘连，造瘘管旁容易溢尿，会严重降低患者的生活质量。

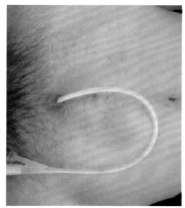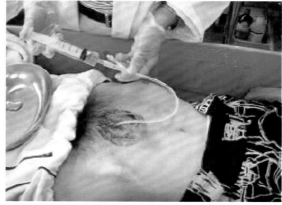

图 5-3　耻骨上膀胱造瘘引流

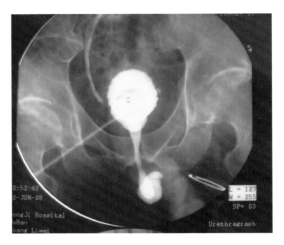

图 5-4　一位尿道闭锁长期耻骨上膀胱造瘘引流患者的膀胱造影图

第二节　间歇性导尿

间歇性导尿(intermittent catheterization,IC)指的是仅在需要时用导尿管经尿道或窦道插入膀胱,排空膀胱内尿液后即拔除导尿管的技术。间歇性导尿可使膀胱间歇性扩张,有利于保持膀胱容量和恢复膀胱的收缩功能。间歇性导尿被国际尿控协会推荐为治疗神经源性膀胱功能障碍的最安全的首选措施。

一、间歇性导尿的适应证

神经系统功能障碍或损伤导致的排尿问题、非神经源性膀胱功能障碍或膀胱出口梗阻致排尿不完全等,均是间歇性导尿的适应证。从临床实践和文献报道来看,间歇性导尿可最大限度地降低尿路感染、尿道狭窄等并发症的发生率,提高患者的生活质量。

1. 神经源性膀胱功能障碍

神经损伤后,造成膀胱及尿道与颅部排尿中枢间的"信息交流"障碍,而导致膀胱、尿道功能异常。虽然,疾病早期膀胱、尿道的解剖是正常的,但长期失去正常的神经支配和协调,无法正常地储存尿液和排空膀胱,势必对膀胱的形态和结构也会造成一定影响。

神经损伤导致的神经源性膀胱患者可能会同时出现急迫性尿失禁和剩余尿量增多,其原因有可能为逼尿肌-括约肌协同失调引起的功能性尿道梗阻;但也可能因逼尿肌弛缓或无收缩导致不完全性或完全性尿潴留。这两种情况均会导致剩余尿量增加,但是发病机制是完全不同的。神经损伤的部位和程度决定下尿路功能异常的类型和程度。

导致神经源性膀胱的常见疾病类型参见本书第四章相关内容。

2. 非神经源性膀胱功能障碍

非神经源性膀胱功能障碍患者行间歇性导尿的适应证如下：①特发性尿潴留或膀胱排空不全；②膀胱出口以下尿路梗阻性疾病等待手术，或因多种原因无法手术时；③盆腔术后尿潴留；④产后尿潴留；⑤有剩余尿的尿路感染。间歇性导尿比留置导尿更易于观察暂时性尿潴留或膀胱排空不全患者的自主排尿量，以及功能恢复情况。

3. 其他少见疾病

（1）非神经性神经源性膀胱（non-neurogenic neurogenic bladder）：也称为 Hinman 综合征，是由于排尿时尿道外括约肌出现无意识收缩引起的一种功能性膀胱出口梗阻，患者往往表现为尿频、尿急、尿失禁、反复尿路感染或偶发的大便失禁。此综合征在儿童中少见，各种报道中患者多为成年人。Jorgensen 等报道通过尿动力学检查，Hinman 综合征的发病率约为 0.5%。

（2）重症肌无力（myasthenia gravis，MG）：这是一种自身免疫病，因为免疫系统对自身的神经肌肉的烟碱样受体产生抗体而导致肌肉无力或易疲劳，主要影响横纹肌，出现排尿困难比较少见，多发生在伴有前列腺增生等膀胱出口梗阻性疾病患者，或有外科手术史的患者中，如女性尿道悬吊术。

二、间歇性导尿的禁忌证

间歇性导尿属于有创操作。排尿功能障碍的患者是否进行间歇性导尿需进行详细评估，权衡利弊。即使患者有间歇性导尿的客观条件和主观意望，也需根据实际情况评估间歇性导尿的可行性和适用性。若患者存在下列情况，间歇性导尿的使用需谨慎考虑。

1. 尿道本身疾病

如存在尿道"假道"、狭窄、感染。疑似完全或部分尿道损伤、尿道肿瘤是尿道插管的禁忌证；装有尿道支架或人工阴茎假体的患者应慎用间歇性导尿。间歇性导尿的选择应遵循泌尿外科专科医生的建议。严重尿道狭窄引起的机械性梗阻患者在原发性疾病未处理条件下行间歇性导尿可能会增加尿道损伤的概率。所以，类似患者膀胱管理方式的选择，遵循泌尿外科专科医生的建议更为合适。

2. 男性阴茎疾病

如阴茎损伤、肿瘤和感染等。阴茎处于异常勃起状态时插管可能会导致阴茎海绵体损伤，因此这种状况下禁止进行任何导尿操作，直至阴茎疲软。

3. 泌尿系统疾病

如急性泌尿系统感染、活动性出血等。

4. 全身性疾病

如有出血倾向的患者应避免反复的尿道内操作。

三、间歇性导尿的优势与不足

(一)间歇性导尿的优势

间歇性导尿作为一种有效的膀胱排空方式,能显著降低尿路感染发生率,避免长期留置导尿管引起尿道、会阴、膀胱发生并发症,有效保护上尿路安全;膀胱周期性扩张—排空,低压条件下将膀胱内尿液及时排出体外,不仅能够保护肾脏,还能最大限度地避免膀胱高压性尿失禁的发生,有利于膀胱功能的恢复或改善。同时,其还避免了因长期留置导尿管所致的心理负担。对于有明确指征的间歇性导尿患者而言,间歇性导尿能够有效保护患者上尿路功能,并使患者有较好的生活质量,具体表现如下。

1. 减少尿路并发症的发生

间歇性导尿可以降低感染、膀胱输尿管反流、肾积水和尿路结石的发生率,是目前公认的解决排尿功能障碍的最有效手段,可维护肾功能。

相较留置导尿,间歇性导尿可降低尿路感染的发生率。Zermann 等报道1994—1995 年间的一组德国资料,在 170 例脊髓损伤患者(40 例女性,130 例男性;平均年龄 35.6 岁)转移至康复中心时,经尿道留置导尿管的患者占 48.8%,耻骨上膀胱造瘘的患者占 29.4%,间歇性导尿的患者仅占 16.5%。对所有患者进行检查,经尿道留置导尿管、耻骨上膀胱造瘘及间歇性导尿患者尿培养阳性率分别为 100%、44%和 28.6%。回顾性队列研究发现,138 例早期非间歇性导尿的患者(留置导尿 83 例、膀胱造瘘 50 例、反射性排尿 5 例)中,15 例伤后早期(范围 5～112 天,平均时间为 43.4 天)发生严重并发症(急性肾盂肾炎 7 例,重度化脓性膀胱炎 3 例,尿道周围脓肿 2 例,尿道瘘及尿道狭窄、出血性膀胱炎各 1 例)。朱美红等对比观察发现,脊髓损伤患者间歇性导尿尿路感染发生率明显低于留置导尿尿路感染发生率($p<0.05$),两者尿路感染的致病菌种类相似,主要是大肠杆菌、产气肠杆菌、葡萄球菌属、肺炎克雷伯菌等。

Singh 报道了 545 例创伤性脊髓损伤患者(386 例男性和 159 例女性)的临床资料,他们平均年龄为(35.4 ± 16.2)岁(范围 18～73 岁),膀胱管理方法:留置导尿 224 例,清洁性间歇性导尿 180 例,阴茎套引流 45 例,耻骨上膀胱造瘘 24 例,反射性排尿 32 例,正常排尿 40 例。在这些患者中,每 100 天中尿路感染发生率留置导尿者为 2.68 次/例,清洁性间歇性导尿者为 0.34 次/例,阴茎套引流者为 0.34次/例,耻骨上膀胱造瘘者为 0.56 次/例,反射性排尿者为 0.34 次/例,正常排尿者为 0.32 次/例。其他泌尿系统并发症包括尿道狭窄($n=66,12.1\%$)、尿道炎($n=78,14.3\%$)、尿道周围脓肿($n=45,8.3\%$)、附睾炎($n=44,8.1\%$)、尿道"假道"($n=22,4.0\%$)、尿道瘘($n=11,2\%$)、结石($n=43,7.9\%$)、血尿($n=44,8.1\%$)、压力性尿失禁($n=60,11.0\%$)和肾盂肾炎($n=6,1.1\%$)。与留置导尿相比,清洁性间歇性导尿患者的尿路并发症的发生率更低(表 5-2)。

表 5-2　不同膀胱管理方式的尿路并发症发生率

	尿道狭窄	尿道周围脓肿	附睾炎	尿道"假道"	尿道炎	尿道瘘	结石	血尿	肾盂肾炎	压力性尿失禁
留置导尿 n=224	40%*	26%*	25%*	9%	43%*	7%	9%	27%*	1%	3%
清洁性间歇性导尿 n=180	18%*	9%*	9%*	9%	20%*	3%	4%	7%*	1%	15%
阴茎套引流 n=45	2%	5%	4%	2%	8%	—	2%	4%	1%	17%
反射性排尿 n=32	2%	2%	2%	1%	3%	—	5%	2%	2%	16%
耻骨上膀胱造瘘 n=24	1%	2%	2%	1%	2%	1%	2%	2%	1%	4%

*：留置导尿与清洁性间歇性导尿比较差异有统计学意义（$p<0.05$）。

维持良好的膀胱顺应性可尽可能地降低泌尿系统并发症的发生率，这也是间歇性导尿被各大学会指南推崇的主要原因之一。对任何损伤平面/损伤程度的脊髓损伤患者而言，清洁性间歇性导尿（CIC）均可有效保护膀胱的顺应性，避免或延缓膀胱功能恶化。Weld 等回顾性分析了 313 例男性和 3 例女性脊髓损伤患者，依据膀胱管理方式将患者分为清洁性间歇性导尿组（92 例）、自主性排尿组（74 例）和留置导尿组（经尿道路径 114 例，经耻骨上路径 36 例），平均随访（18.3±12.4）年。各组患者的脊髓损伤病程、脊髓损伤平面、脊髓损伤程度和损伤原因等方面差异无统计学意义。结果显示，在不同损伤平面和程度的脊髓损伤患者中，随着病程的延长，清洁性间歇性导尿组膀胱顺应性明显好于自发性排尿组和留置导尿组（图 5-5）。研究表明，间歇性导尿是保护膀胱顺应性，减少与之相关的上尿路并发症发生的最好方法。

2. 保护膀胱功能

间歇性导尿可在个体化的低压条件下排空膀胱内尿液，使膀胱周期性扩张与排空，维持膀胱处于近似生理状态下和保护患者上尿路安全，避免患者发生膀胱高压性尿失禁，尽量促进膀胱功能的恢复和提高患者的生活质量。然而，需要强调的是，脊髓损伤患者完全恢复下尿路功能几乎是不可能的，所以长期或终生间歇性导尿是必需的。膀胱壁的血供对维持膀胱顺应性以及对感染的抵抗力至关

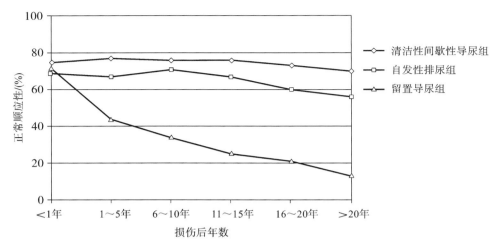

图 5-5　不同膀胱管理方法与膀胱顺应性的相关性

重要,Kershen 等通过分析膀胱血流与膀胱充盈的相关性,探讨膀胱顺应性与血流的关系。研究招募了 17 例男性受试者,在保持清醒状态下局部麻醉行生理盐水膀胱灌注膀胱镜检查。将一根激光多普勒血流探头置入膀胱后壁逼尿肌中,在膀胱从空虚充盈至最大膀胱容量的 25%、50%、75%、100%时,测量全身血压、膀胱血流及膀胱内压。发现在膀胱空虚的时候,膀胱壁血供并没有达到最大值,可能是因为膀胱处于空虚状态下,组织间血管弯曲,增大了血流阻力指数。而随着膀胱的充盈,虽然早期可能会有膀胱内压相应升高,但膀胱血管走向趋于平直,血管内血流阻力减小,因而膀胱壁血供相应增加,在膀胱充盈至最大容量的 75%时达到峰值(表 5-3),尔后随着膀胱充盈,膀胱内压进一步升高,膀胱内压对膀胱壁的压迫随之增强。当膀胱充盈到一定程度后,随着膀胱继续充盈,膀胱内压持续升高,膀胱壁的血供不再增加,反而随着压力的升高而下降(图 5-6)。一旦排空膀胱,膀胱壁可重新恢复血供,并随着一定程度的膀胱充盈,血供再次进一步增加。膀胱血流减少与膀胱顺应性降低相关性强,提示缺血可能导致膀胱壁结构改变,而有规律的在适合容量下排空膀胱有助于维持膀胱壁血供,保持膀胱良好的顺应性。

表 5-3　膀胱内压、膀胱容量、膀胱血供及膀胱微循环阻力的关系

膀胱充盈 (%最大 膀胱容量)	平均膀胱 内压 ±SD/cmH$_2$O	平均膀胱 容量 ±SD/mL	平均膀胱血 流量±SD /(mL/(min· 100 g))	微循环阻力 ±SD/(mmHg /(mL·min· 100 g))
0,排空	9.4±1.7	0	4.2±1.0	35.6±4.6

续表

膀胱充盈（％最大膀胱容量）	平均膀胱内压±SD/cmH₂O	平均膀胱容量±SD/mL	平均膀胱血流量±SD/(mL·(min·100 g))	微循环阻力±SD/(mmHg/(mL·min·100 g))
25	16.4±3.4	99.3±14.0	6.4±1.0	22.0±3.5
50	20.6±4.0	198.5±28.0	7.5±1.2	19.1±3.1
75	25.2±4.7	306.7±45.5	7.6±1.1	17.7±3.1
100	43.5±7.3	450.0±64.4	4.9±.74	30.4±4.8
0,排尿	10.7±2.3	0	6.9±1.1	22.3±4.6

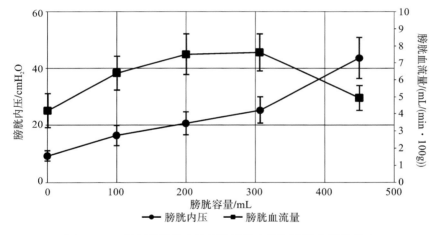

图 5-6　17 例男性膀胱血流量及膀胱内压与膀胱容量的关系

3. 缓解自主神经反射障碍

脊髓损伤后自主神经反射异常(autonomic dysreflexia,AD),有时也称为自主神经反射亢进(autonomic hyperreflexia,AH)或自主神经过反射,是发生在脊髓损伤患者中的一种潜在威胁生命的自主神经功能紊乱,也是目前慢性脊髓损伤患者的主要死因之一。AD 常见第 6 胸椎及以上平面脊髓损伤休克期后的患者,大多数发生在脊髓损伤后 3～6 个月,其中四肢瘫和高位脊髓损伤人群中 AD 的发生率超过 50％,而脊髓损伤急性期(1 个月内)中 AD 的发生率远低于此,仅为 6％。AD 主要表现为突然性血压升高及心动过缓(部分患者表现为心动过速)、突然焦虑和视物模糊、损伤平面以上的皮肤潮红以及大汗。尽管 AD 主要见于脊髓损害平面在第 6 胸椎或以上的患者,颈段脊髓损伤较胸段更易出现 AD,但也有部分发生 AD 事件的患者的脊髓损伤平面在第 6 胸椎以下。对于高位截瘫的患者而言,导尿管堵塞、尿潴留可能会诱发自主神经性反射。通过尿动力学检查膀胱的合理容量,设计饮水量及间歇性导尿的间隔时间,在诱发 AD 前导尿排空膀胱,可以降低 AD 的发生率。

4. 阴茎、阴囊并发症少

间歇性导尿患者尿道内没有长期留置的导尿管,因而堵塞尿道内附属腺体分泌的概率较小,尿道内引流效果好;同时尿道没有异物,减少了感染源的来源,因此尿道炎、附睾炎、前列腺炎等并发症的发生率较留置导尿管低。

5. 对患者生活、社会活动影响小

行间歇性导尿,男、女患者均能维持正常的性生活。

(二)间歇性导尿的不足

虽然与留置导尿相比,间歇性导尿在并发症、对患者生活质量的影响等方面具有较大的优势,但它不能完全取代留置导尿。间歇性导尿需要训练有素的人员操作,仍保留有尿道感觉功能的不完全性截瘫患者会感觉到每次插管过程中的疼痛,操作不当,导尿管强行通过痉挛尿道有可能造成"假道",导致继发性的尿道狭窄,增加插管的难度、加重疼痛和延长插管操作时间。另外,伴有内收肌痉挛的女性和双手活动性差的脊髓损伤患者,在无他人帮助的情况下可能并不适合进行清洁性间歇性导尿。

因此,在下列情况下,行留置导尿或耻骨上膀胱穿刺造瘘引流尿液更为适合。

(1)术中应留置导尿管。

(2)需要精确监测术后尿量、持续性膀胱冲洗/灌洗、下尿路术后排尿的患者。

(3)脑血管意外、脊髓损伤的急性期,需要大量输液、利尿或生命体征不稳定者。

(4)低压性膀胱输尿管反流者,或伴有膀胱输尿管反流的急性重症肾盂肾炎者。

(5)经过治疗后,自主神经反射异常仍无法缓解者。

(6)认知障碍导致不能配合插管或不能按计划导尿者。

(7)糖尿病、尿崩症、急性肾衰竭多尿期等 24 h 尿量多于 2500 mL 者。

(8)其他由于身体或精神方面的原因(如临终关怀)无法插管者。

四、间歇性导尿的发展前景

虽然留置导尿与间歇性导尿各有优缺点,但相对而言,间歇性导尿能给包括脊髓损伤患者在内的患者更多的帮助和有着更少的并发症,因而间歇性导尿膀胱管理成为神经源性下尿路功能障碍患者膀胱管理的一线选择,已经在世界各国成为无可争议的共识观念,甚至成为有效控制导管相关性尿路感染的重要预防手段之一,其应用领域已经延展至更为广阔的非神经源性下尿路功能障碍群体。2016年新英格兰医学杂志刊文《急症期医院导管相关性尿路预防策略》,首次提出了

"以科室为单位的综合安全预防策略"的观念,其中强调和肯定了间歇性导尿对导管相关性尿路感染的重要意义。相关研究发现,超过 69% 的导管相关性尿路感染均可避免,因此有国家级研究项目提倡对尿路感染的预防应该包括规范留置导尿管使用的适应证,尽可能选择间歇性导尿替代留置导尿,以及留置导尿仅用于有适应证的特殊群体等。美国国家脊髓损伤数据库资料中收录了 24764 例脊髓损伤的完整病例。数据库结果显示,超过 50% 的患者出院时选择间歇性导尿。1972—1995 年,间歇性导尿的使用率逐年递增,已成为美国使用最为普遍的导尿方式(图 5-7)。

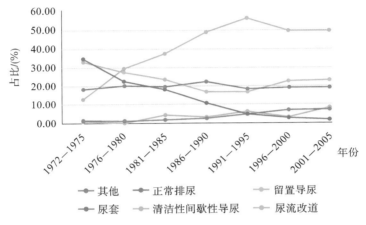

图 5-7　美国脊髓损伤患者出院时膀胱管理方式的选择占比

　　总之,脊髓损伤流行病学显示,全球学者日趋重视脊髓损伤群体的膀胱管理现状。超过 90% 的脊髓损伤患者泌尿系统功能异常,而脊柱裂患者泌尿系统功能异常发生率大于 80%,两者均存在显著的慢性肾病的高发生率,上尿路损害风险远高于一般人群,年轻患者尤为突出。在发达国家,由于医疗水平的持续提高、对膀胱管理的重视程度及对神经源性膀胱病理生理学理解程度的持续加深,间歇性导尿已经广泛应用于脊髓损伤群体。同时,脊髓损伤患者的主要死因已经由泌尿系统问题转向呼吸系统疾病,与一般人群的主要死因趋于一致,这也证实了间歇性导尿在脊髓损伤患者中应用的价值已无可争议。尽管近年来,我国神经泌尿学取得了长足的进步,但脊髓损伤患者膀胱管理现状与发达国家相比仍存在一定的差距。间歇性导尿的过去、现在以及未来的发展趋势均显示其在膀胱管理中的重要地位。国际各大指南一致将间歇性导尿推荐为膀胱管理的优先选项,其应用领域包括但不限于脊髓损伤患者,已延展应用于一般泌尿外科疾病和神经系统疾病相关排尿障碍,并成为预防尿路感染的有效手段。

<h1 style="text-align:center">主要参考文献</h1>

[1]　Martinez O V, Civetta J M, Anderson K, et al. Bacteriuria in the

catheterized surgical intensive care patient[J]. Crit Care Med,1986,14(3):188-191.

[2] Kunin C M,McCormack R C. Prevention of catheter-induced urinary-tract infections by sterile closed drainage[J]. N Engl J Med,1966,274(21):1155-1161.

[3] Tambyah P A,Halvorson K T,Maki D G. A prospective study of pathogenesis of catheter-associated urinary tract infections[J]. Mayo Clin Proc,1999,74(2):131-136.

[4] Garibaldi R A,Mooney B R,Epstein B J,et al. An evaluation of daily bacteriologic monitoring to identify preventable episodes of catheter-associated urinary tract infection[J]. Infect Control,1982,3(6):466-470.

[5] Saint S,Lipsky B A,Goold S D. Indwelling urinary catheters:a one-point restraint?[J]. Ann Intern Med,2002,137(2):125-127.

[6] Warren J W,Tenney J H,Hoopes J M,et al. A prospective microbiologic study of bacteriuria in patients with chronic indwelling urethral catheters [J]. J Infect Dis,1982,146(6):719-723.

[7] Saint S,Chenoweth C E. Biofilms and catheter-associated urinary tract infections[J]. Infect Dis Clin North Am,2003,17(2):411-432.

[8] Hidron A I,Edwards J R,Patel J,et al. NHSN annual update:antimicrobial-resistant pathogens associated with healthcare-associated infections:annual summary of data reported to the national healthcare safety network at the centers for disease control and prevention,2006—2007[J]. Infect Control Hosp Epidemiol,2008,29(11):996-1011.

[9] Dray E V,Cameron A P. Identifying patients with high-risk neurogenic bladder:beyond detrusor leak point pressure[J]. Urol Clin North Am,2017,44(3):441-452.

[10] Larsen L D,Chamberlin D A,Khonsari F,et al. Retrospective analysis of urologic complications in male patients with spinal cord injury managed with and without indwelling urinary catheters[J]. Urology,1997,50(3):418-422.

[11] Branagan G W,Moran B J. Published evidence favors the use of suprapubic catheters in pelvic colorectal surgery[J]. Dis Colon Rectum,2002,45(8):1104-1108.

[12] McPhail M J,Abu-Hilal M,Johnson C D. A meta-analysis comparing suprapubic and transurethral catheterization for bladder drainage after

abdominal surgery[J]. Br J Surg,2006,93(9):1038-1044.

[13] Dunn T S,Figge J,Wolf D. A comparison of outcomes of transurethral versus suprapubic catheterization after Burch cystourethropexy[J]. Int Urogynecol J Pelvic Floor Dysfunct,2005,16(1):60-62.

[14] Horgan A F,Prasad B,Waldron D J,et al. Acute urinary retention. Comparison of suprapubic and urethral catheterisation[J]. Br J Urol, 1992,70(2):149-151.

[15] Schaeffer A J. Catheter-associated bacteriuria[J]. Urol Clin North Am, 1986,13(4):735-747.

[16] Zermann D,Wunderlich H,Derry F,et al. Audit of early bladder management complications after spinal cord injury in first-treating hospitals[J]. Eur Urol,2000,37(2):156-160.

[17] 朱美红,顾旭东,金钰梅,等. 间歇性导尿术对脊髓损伤患者尿液细菌学检测的影响[J]. 中华医院感染学杂志,2009,19(20):2712-2714.

[18] Singh R,Rohilla R K,Sangwan K,et al. Bladder management methods and urological complications in spinal cord injury patients[J]. Indian J Orthop, 2011,45(2):141-147.

[19] Weld K J,Graney M J,Dmochowski R R. Differences in bladder compliance with time and associations of bladder management with compliance in spinal cord injured patients[J]. J Urol, 2000, 163 (4): 1228-1233.

[20] Kershen R T,Azadzoi K M,Siroky M B. Blood flow, pressure and compliance in the male human bladder[J]. J Urol,2002,168(1):121-125.

[21] Partida E,Mironets E,Hou S,et al. Cardiovascular dysfunction following spinal cord injury[J]. Neural Regen Res,2016,11(2):189-194.

[22] Phillips A A,Krassioukov A V. Contemporary cardiovascular concerns after spinal cord injury:mechanisms,maladaptations,and management[J]. J Neurotrauma,2015,32(24):1927-1942.

[23] 熊巍,苏跃,张军卫,等. 脊髓损伤后植物神经反射异常的临床特点及防治措施[J]. 中国康复理论与实践,2018,24(10):1172-1177.

[24] Cameron A P,Wallner L P,Tate D G,et al. Bladder management after spinal cord injury in the United States 1972 to 2005[J]. J Urol,2010,184 (1):213-217.

[25] Saint S,Greene M T,Krein S L,et al. A program to prevent catheter-associated urinary tract infection in acute care[J]. N Engl J Med,2016,374

(22):2111-2119.

[26] Sawin K J, Liu T, Ward E, et al. The National Spina Bifida Patient Registry:profile of a large cohort of participants from the first 10 clinics [J]. J Pediatr,2015,166(2):444-450.

第六章　间歇性导尿患者的评估

　　间歇性导尿是一种有效的辅助膀胱排空方式,欧洲泌尿外科学会将其推荐作为无法有效排空膀胱患者的标准治疗,适用于各种因素导致的膀胱逼尿肌收缩无力,或收缩力弱导致膀胱排空障碍者,如脊髓脊膜膨出、脊髓损伤、糖尿病等导致的神经源性膀胱;也用于膀胱扩大术(膀胱自体扩大或肠道膀胱扩大术)、肠道代膀胱正位尿流改道或可控性尿流改道,膀胱排空不完全者。患者通过将间歇性导尿和日常生活习惯有效整合,经过不断的学习和培训,能够最大限度地实现控尿,减少尿失禁的发生和提高生活质量。尽管间歇性导尿被推荐为解决排尿功能障碍的"金标准",但我们也应该意识到,间歇性导尿也是一种有创操作,需要一定的技术和临床指导,尤其通过尿动力学评估后制订个体化的导尿时机和频次,实现低压条件下将尿液导出,对维系患者膀胱健康和保护肾脏均是至关重要的。因此,对于预期接受间歇性导尿的患者而言,详尽的泌尿系统功能客观评估和制订最佳的个体化方案都是必需的。

　　患者接受间歇性导尿治疗,必须同时满足特定的客观和主观条件。从客观来说,一个条件是要求患者的膀胱必须处于足够的低压状态下储尿容量,才能保证在合理导尿次数下有效排出一天的尿量,而膀胱功能的评判必须通过尿动力学检查方可实现,特殊患者还要进行影像尿动力学检查;另外一个条件是患者的手部功能、定位、认知障碍等残障的影响程度,以及患者的体位。主观条件是患者接受间歇性导尿的意愿和对导尿技术掌握的程度,下面逐一介绍。

第一节　尿动力学检查在间歇性导尿中的应用

　　尿流动力检测仪是根据流体力学原理及电生理学方法来研究储尿和排尿的生理过程及其功能障碍的一种检查设备。尿动力学检查借助尿流动力检测仪测定储尿-排尿相关的生理参数,以客观评估下尿路功能。一般将单纯性的尿动力学检查称为常规尿动力学检查,而将在进行尿动力学检查的同时进行同步影像学监测(如在膀胱灌注液内添加造影剂)则称为影像尿动力学检查。

　　间歇性导尿患者多为不能主动排尿,或主动排尿不完全的人群。因此,评估尿动力学检查的重点在于评估患者储尿期膀胱容量与压力的关系,排尿期的排尿方式、尿流率、排出尿量及剩余尿量。尿动力学检查之前,详尽了解和综合评估患者现病史、既往史、体格检查和相关泌尿系统检查结果,对于客观、全面地了解疾病和精准解析后期尿动力学检查结果是很有必要的。

一、常规尿动力学检查

(一)尿流率

尿流率(urinary flow rate)为单位时间内经尿道排出的尿量,单位为 mL/s。尿流率反映了排尿期膀胱、膀胱颈、尿道和尿道括约肌的功能以及它们相互之间的关系。尿流率检查需要患者能够随意控制排尿,但对于脊髓损伤患者而言,并非所有患者都能完成该项检查。

尿流率测定(uroflometry)是一种简单的、非侵入性的检查方法,即利用尿流计(uroflometer)测定并记录单次排尿全程的瞬时尿流率及其排尿模式的方法,客观反映下尿路的排尿过程。该方法具有简单、无创和费用低廉等特点,可以单独进行,是筛选下尿路症状(lower urinary tract symptoms,LUTS)患者的一线检查手段。

尿流率检查可以提供单次尿量、最大尿流率、平均尿流率和达峰时间等多项指标的检查结果,其中与间歇性导尿操作密切相关的指标为单次尿量、最大尿流率和剩余尿量(图 6-1)。

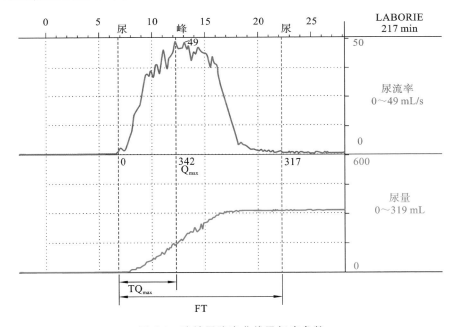

图 6-1　连续尿流率曲线及相应参数

Q_{max} 为最大尿流率;TQ_{max} 为达峰时间;FT 为尿流时间

1. 排尿量（voided volume）

排尿量是指尿流率测定过程中从膀胱内排出的尿液容量。其与最大尿流率有一定的相关性，因此在尿流率测定的过程中，应尽量做到排尿量与平时单次排尿量相近。排尿量和膀胱内剩余尿量的总和为膀胱的生理容量。

2. 最大尿流率（maximum flow rate，Q_{max}）

Q_{max}受膀胱内初始尿量的影响，一般认为当尿量为 150～400 mL 时，成年男性的 Q_{max}最低值为 15 mL/s，成年女性为 20 mL/s。

3. 剩余尿（post residual volume，PRV）

PRV 是指排尿结束的瞬间膀胱内残留的尿液容量，也有文献称之为残余尿量。PRV 是神经源性膀胱的尿动力学检查中一项非常重要的指标，一般在尿流率完成后立即通过 B 超或插管导尿测定，但其对脊髓损伤患者群体的应用价值有限，归因于该群体绝大多数无法正常排尿。正常人群可完全排空膀胱，或排尿后仅残存极少尿量。因此，PRV 正常值的标准仍存争议，但专家认为 PRV 大于 50 mL 则视为异常，有足够的理由予以干预。

（二）储尿期膀胱容量-压力测定

评估间歇性导尿患者膀胱储尿期膀胱容量与压力的关系尤为重要。目前，充盈膀胱的介质多选用温生理盐水，或行影像尿动力学检查时采用不透 X 线的温造影剂。依据 ICS 规定，灌注速度分为低速（＜10 mL/min）、中速（10～100 mL/min）和高速（＞100 mL/min）三种，灌注速度过快则膀胱应力性舒张不完全，逼尿肌的敏感性增高，易产生膀胱高压和低顺应性膀胱或诱发逼尿肌过度活动。近年来，也有学者认为灌注速度可分为生理性充盈速度和非生理性充盈速度，预期的最大充盈速度低于体重（kg）/4（mL/min）定义为生理性充盈速度，反之则是非生理性充盈速度。因此，最佳灌注速度的选择应结合患者的个体情况区别对待。充分了解患者病史及排尿方式和详细解析患者连续 3 天的膀胱日记是尿动力学检查前所必须要进行的事情，疑似低膀胱容量和低顺应性、充盈早期逼尿肌过度活动、频繁漏尿、自主神经反射异常的患者，宜采用低速灌注。

1. 膀胱感觉

ICS 推荐，通过储尿期膀胱容量-压力测定的三个定义点评估膀胱容量与患者主诉症状的相关性来判断膀胱感觉：①膀胱充盈初感（first sensation of bladder filling）：在膀胱充盈测压过程中，患者首次注意到膀胱有液体充盈感觉时，一般出现在膀胱充盈 150 mL 左右。②首次排尿感（first desire to void）：在膀胱充盈测压过程中，患者首次出现排尿感，但排尿可控或延迟，一般出现在膀胱充盈 300 mL 左右。③强烈排尿感（strong desire to void）：在膀胱充盈测压过程中，排尿感持续存在且难以忍受，但没有漏尿的担忧恐惧感，多见于膀胱充盈 400～500 mL 时。

在一些病理学因素存在时，可出现膀胱感觉异常，表现为膀胱感觉增强，或减退乃至消失、不明确、疼痛。膀胱感觉增强(increased bladder sensation)多指储尿期膀胱测压时,首次尿意感过早出现,或膀胱低容量时,强烈尿意感过早出现,或无逼尿肌压力异常升高条件下,膀胱测压最大容量值过小。膀胱感觉增强可分为两种情况:①精神性感觉紧迫(膀胱敏感性增加):膀胱压力各指标正常,但出现初始尿意容量、强烈尿意容量及最大膀胱容量均明显小于正常(膀胱充盈初感时膀胱充盈100 mL;强烈排尿感时膀胱充盈250 mL),但麻醉后膀胱容量能达到正常,常见于各种膀胱炎症及特发性感觉过敏。②器质性感觉紧迫:膀胱顺应性减低,膀胱容量指标小于正常,即使在麻醉情况下容量指标也不能达到正常,见于神经源性低顺应性膀胱、结核性挛缩膀胱等。

膀胱感觉减弱(reduced bladder sensation)、膀胱感觉缺失(absent bladder sensation)分别为膀胱充盈测压全过程中,膀胱感觉减小和缺失。常见于骶髓损伤、糖尿病、盆腔手术后等因素造成的神经源性膀胱,也可见于膀胱出口梗阻所致的慢性尿潴留等疾病。

2. 膀胱容量

检测储尿期膀胱容量与膀胱内压的相关性可以评估膀胱的储尿能力。不同病因的神经源性膀胱,膀胱容量也会有较大差异,并常伴有膀胱感觉的异常:①膀胱测压容积(cystometric capacity):储尿期膀胱测压结束时的膀胱容量,常以"允许排尿或排空膀胱"为终止时间。需关注的是,报告解析必须明确终止时间的定义,例如,当患者出现尿意时,终止灌注。膀胱测压容积为排尿量和剩余尿量的总和。若干类型的功能障碍,同一术语"膀胱测压容积"无法明确定义,包括神经性下尿路功能障碍(LUTD)。在膀胱感觉缺失条件下,膀胱测压容积指临床医生决定终止灌注时的膀胱容量。终止灌注的原因应记录在病案中,如储尿期高逼尿肌压力、灌注量过大或感觉疼痛等。假如出现无法控制的排尿/膀胱排空,膀胱测压容积指开始漏尿时的膀胱容量。在括约肌功能不全的情况下,尿道机械性梗阻可能会引起膀胱测压容积显著升高,导致测量值偏高,如留置导尿管的气囊阻塞尿道等。②最大膀胱测压容积(maximum cystometric capacity):患者的膀胱感觉正常,当充盈至患者感觉无法再延迟排尿(有强烈的排尿感)时的膀胱容量。③麻醉下最大膀胱容积(maximum anaesthetic bladder capacity):在深度全身麻醉或椎管内麻醉情况下膀胱能够充盈的量,应该按照麻醉的种类、灌注速度、灌注时间和充盈时膀胱内压进行限定,临床上很少检测这个指标。

3. 膀胱顺应性(bladder compliance,BC)

膀胱顺应性即指膀胱充盈过程中容量改变所致的压力改变,用以描述膀胱容量变化和逼尿肌压力变化之间的相关性。顺应性的正常值尚无共识,任何规范的尿动力学膀胱顺应性结果记录内容必须包括灌注速度和患者的体位。不同的研究报道了不同的顺应性计算方式。ICS推荐使用三个标准点来计算顺应性,医疗专业人士在临床实践中可能需要定义额外的标准点。但无论怎样,所有的标准点都必须排除任何类型的逼尿肌收缩情况。ICS 推荐的标准点:①膀胱开始充盈时的逼尿肌压力基础值和对应的膀胱容量(通常为零);②膀胱压力显著升高,顺应性开始下降时的膀胱容量以及对应的逼尿肌压力(低顺应性开始时的膀胱容量);③膀胱测压终止时的逼尿肌压力和相对应的膀胱容量,或任何类型的逼尿肌开始收缩导致显著性漏尿(导致膀胱容量减少,影响顺应性的计算)之前的逼尿肌压力和相对应的膀胱容量。在空虚—充盈—充盈末期的周期中,正常膀胱的逼尿肌压力仅经历较小的变化(10～15 cmH$_2$O)。BC 计算方法为

$$BC = \Delta V/\Delta Pdet(mL/cmH_2O)$$

式中:ΔV 为膀胱容量的变化量;$\Delta Pdet$ 为逼尿肌压力的改变量。

例如,容量为 400 mL 的正常膀胱,其空虚到充盈时的压力变化小于 10 cmH$_2$O,因此膀胱正常顺应性应大于 40 mL/cmH$_2$O。图 6-2 为一个低顺应性膀胱患者的膀胱压力图,检查开始的前 7 h 内的 BC 值为(309～510)/(5～55)mL/cmH$_2$O,即 4 mL/cmH$_2$O。

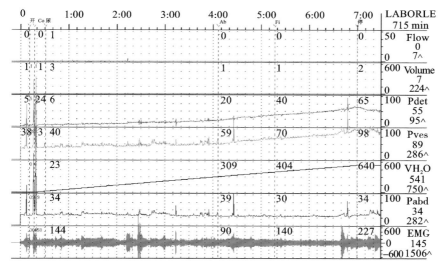

图 6-2 低顺应性膀胱压力图(一)

患者为 73 岁男性,腰椎外伤 5 年伴排尿困难。

Flow 为尿流率;Volume 为排出尿量;Pdet 为逼尿肌压力;Pves 为膀胱压;Pabd 为腹压;VH$_2$O 为灌注液体量

4. 逼尿肌活动性

正常情况下,膀胱充盈时,逼尿肌松弛、舒展以促进膀胱容量延展,逼尿肌稳定,不出现逼尿肌无抑制性收缩,诱发试验逼尿肌收缩结果阴性,膀胱始终维持低压状态。

许多神经性因素可以诱发逼尿肌的异常收缩(图 6-3)。按照 ICS 的定义,在储尿期的检测过程中出现下列情况,可诊断为逼尿肌不稳定:①尿动力学检查可见储尿期逼尿肌自发性或诱发性(如咳嗽、体位改变以及尿道/括约肌均有可能诱

发逼尿肌收缩)的非自主收缩,且这种收缩不能被人的意识所抑制或消除;②在膀胱压力图上可见逼尿肌收缩所致的压力波动,但压力上升幅度并非一定要不小于15 cmH$_2$O,只要有期相性压力波动(即有压力上升支和下降支)即可成立。

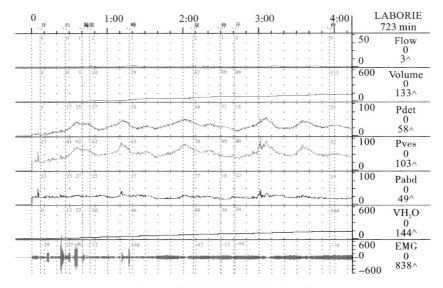

图 6-3　低顺应性膀胱压力图(二)

患者为 5 岁男性,有脊髓栓系综合征病史。

Flow 为尿流率;Volume 为排出尿量;Pdet 为逼尿肌压力;Pves 为膀胱压;Pabd 为腹压;VH$_2$O 为灌注液体量

(三)排尿期膀胱和尿道功能检查

排尿期压力-流率测定指排尿期间同步测定与记录逼尿肌压力及尿流率,并解析两者之间的相关性。这个检查过程可以评价患者排尿困难是由膀胱逼尿肌收缩无力所致还是由膀胱出口梗阻引起,若是后者,以药物或手术解除梗阻改善排尿为主;但若是膀胱收缩问题,没有明显的膀胱出口梗阻导致排尿困难,则是间歇性导尿的最好指征。

压力-流率测定主要评估膀胱逼尿肌收缩能力,以及尿道固有的力学和解剖学特性所致的机械性梗阻的程度。对于无法按照指令完成排尿过程的脊髓损伤群体而言,这部分检查可能价值不大,但能够了解患者排尿期排尿困难的原因,这对于指导制订膀胱管理方案仍至关重要。

1. 线性被动尿道阻力关系图(linear passive urethral resistance relation,LinPURR)

线性被动尿道阻力关系图(LinPURR)由 Schäfer 于 1990 年提出,故又称之为 Schäfer 图,通过手绘方式,将最小尿道开放压(minimal urethral opening pressure,Pmuo)和 Pdet. Q$_{max}$用直线连接而成。计算该图的经验公式主要基于与良性前列腺增生相关的膀胱出口梗阻的大量临床资料,因此其最适用于分析良性前列腺增生患者的尿道阻力状态,临床实践中也可为其他排尿功能障碍性疾病的诊治提供参考。

Schäfer 根据不同程度前列腺增生的分布情况,将梗阻程度分为七级,在 LinPURR 上形成七个区,即 0～Ⅵ区。0～Ⅰ区为正常或无梗阻区,Ⅱ区为轻度梗阻区,Ⅲ～Ⅳ区为中度梗阻区,Ⅴ～Ⅵ区为重度梗阻区。此外,LinPURR 还兼顾了逼尿肌收缩力的影响,其可显示出 VW(很弱)、W－(弱减)、W＋(弱加)、N－(正常减)、N＋(正常加)和 ST(强烈)等几个等级,以区分逼尿肌收缩的强度。

LinPURR 以逼尿肌压力为横向坐标,尿流率为纵向坐标(图 6-4)。将压力-流率曲线下降支自最大尿流率到最小排尿期逼尿肌压力和零尿流率用直线归纳成 LinPURR 曲线,该直线的顶端(即 Pdet. Q_{max},定义为最大尿流率对应的逼尿肌压力)所在的区域即反映该患者用 LinPURR 定义的梗阻程度,以及逼尿肌收缩的强度。因此,LinPURR 充分考虑了梗阻严重程度的不同和逼尿肌收缩强度的差异对压力-流率关系的影响,采用 LinPURR 可对梗阻严重程度和逼尿肌收缩力进行半定量测定,便于临床统计学分析比较。LinPURR 可以由尿流动力学检测仪根据患者排尿期压力-流率间的关系自动分析得出。但必须强调的是,LinPURR 设计参照的临床资料多为男性良性前列腺增生患者,因此对男性患者诊断准确性较好,而对女性患者诊断仅有参考价值。

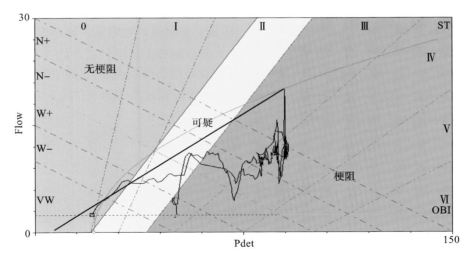

图 6-4　线性被动尿道阻力关系图

Pdet 为逼尿肌压力;Flow 为尿流率

A-G 列线图由 Abrams 和 Griffiths 于 1979 年发表,可通过两个参数的计算生成 P/Q 数据:Pdet. Q_{max} 和 Q_{max}。两者均绘制在同一张图上后,可将患者分为三类:梗阻、可疑和无梗阻。ICS 建议使用该列线图诊断老年男性膀胱出口梗阻。该图建立在逼尿肌收缩正常的状态下,亦分别以尿流率和逼尿肌压力作为图像分析

的纵、横坐标,依据有无梗阻分为三个区域,即无梗阻区、可疑区和梗阻区,最重要
的参数为最大尿流率时的逼尿肌压力(Pdet. Q_{max}),根据 Pdet. Q_{max} 所在的区域位
置判断膀胱出口是否梗阻(图 6-5)。

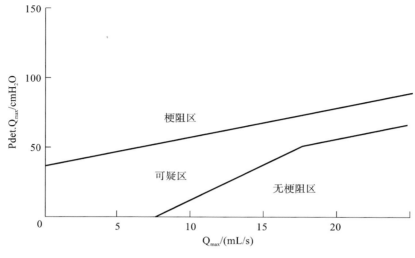

图 6-5　A-G 列线图示意图

Q_{max} 为最大尿流率;Pdet 为逼尿肌压力

　　A-G 列线图亦是一种定性的诊断,无法确定梗阻的严重程度。在逼尿肌收缩
受损时,该图不能真正反映尿道阻力状态,如 A-G 列线图可疑区较大,尤其是位于
其左下角斜线区的压力-流率曲线多存在逼尿肌收缩力减低因素,因此 ICS 将其进
行了简化,取消了斜线部分可疑区,称为 ICS 暂时标准压力-流率图(图 6-6)。ICS

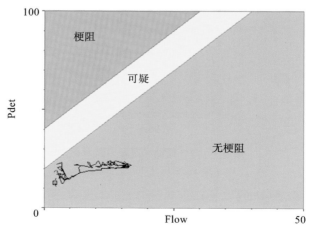

图 6-6　ICS 暂时标准压力-流率图

Flow 为尿流率;Pdet 为逼尿肌压力

暂时标准压力-流率图的分析区域与 LinPURR 的梗阻判断区域相似,故一些尿流动力学检测仪将两者放到同一个图像中,分别用不同颜色块表示 ICS 暂时标准压力-流率图,线条表示 LinPURR(图 6-4)。

2. 瓦特因子

瓦特因子(watts factor,WF)定义为排尿过程中单位逼尿肌表面积的机械收缩力,由某时刻与膀胱容量(代表肌肉长度)有关的逼尿肌压力和该时刻的尿流率(代表肌肉缩短的速度)经计算机自动计算得出,单位为 W/m^2。WF 综合了逼尿肌压力、尿流率、膀胱容量变化以及持续收缩时间等情况,较全面地反映了逼尿肌排尿时实际的收缩能力和维持收缩的能力,可以作为判断逼尿肌收缩强度的方法之一。

$$WF = [(Pdet+a)(Vdet+b)-ab]/2\pi$$
$$Vdet = Q/2[3(V+Vt)/4]$$

式中:$Vdet$ 为逼尿肌的收缩速度;Vt 为膀胱接近排空时未产生收缩的部分逼尿肌组织容量,常用 $Vt=10$ mL;a 和 b 为常数,分别为 25 cmH_2O 和 6 mm/s。

WF 图依据每例患者排尿过程由计算机自动给出,以膀胱容量变化为横坐标,WF 为纵坐标,用以描记整个排尿过程中的 WF 变化(图 6-7)。WF 图从曲线上可以观察整个排尿周期逼尿肌收缩功能,可反映出尿道开放时逼尿肌收缩强度(尿流出现时的逼尿肌收缩强度)、逼尿肌最大收缩强度(整个排尿过程中的逼尿肌最大收缩强度,WF_{max})、最大尿流率收缩强度(最大尿流率时的逼尿肌收缩强度)、剩余尿以及收缩持续时间等。一般 WF_{max} 为最常用观察指标,较单一的逼尿肌压力、膀胱内压、尿流率等能更好地反映逼尿肌的工作状态。正常情况下 WF 快速增加;WF_{max} 数值不高,然后持续上升,排尿终止前出现 1 个峰值;排尿过程中逼尿肌收缩持续有力,曲线逐渐中止于左侧纵轴,能有效排空,无剩余尿,说明膀胱排空并不需要逼尿肌很强的收缩。

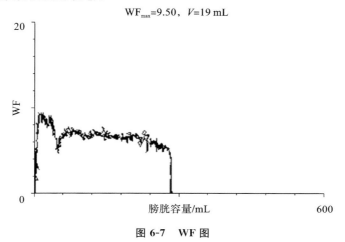

$WF_{max}=9.50,V=19$ mL

图 6-7　WF 图

二、影像尿动力学检查

影像尿动力学检查指在膀胱测压（储尿期和排尿期）显示和记录尿动力学参数的同时显示和摄录 X 线透视或 B 超的下尿路动态变化图形，从而能更准确地显示膀胱、尿道功能与其形态变化的关系。并非所有神经源性膀胱都需要影像尿动力学检查，例如，单一的周围神经损伤所致的神经源性膀胱，病因明确，多为逼尿肌反射低下，膀胱顺应性较高，一般常规尿动力学检查即可。但对于复杂的神经源性膀胱、尿道功能障碍，影像尿动力学检查能同时从功能和形态两个方面准确了解膀胱、尿道的实际状态，包括任何下尿路和上尿路反流的形态病理学情况。

膀胱的主要功能是储尿和排尿，而尿道、膀胱和膀胱颈的协同性受神经系统调控。诸多神经系统疾病均可能表现出神经源性泌尿系统症状，甚至累及下尿路的神经调控系统，导致神经源性膀胱。神经源性膀胱可能会表现出排尿期症状或储尿期症状或二者兼而有之或并无明显的泌尿系统症状，不仅严重影响了患者的生活质量，同时其可变、多变和不确定性特点给临床医生诊治带来了巨大的挑战。无论是先天性还是获得性神经源性膀胱，早期诊断和治疗都是至关重要的；不仅可有效预防下尿路功能发生不可逆改变，而且对于维系患者的生存寿命，保护肾功能都是至关重要的。即便是对反射功能正常的患者而言，上尿路功能的保护都是有意义的。影像尿动力学检查可用于识别神经源性下尿路症状的潜在原因，如了解排尿困难是由逼尿肌收缩乏力引起，还是由下尿路梗阻（包括功能性和机械性）所致；下尿路梗阻是因尿道狭窄导致的解剖性梗阻还是逼尿肌-内/外括约肌协同失调导致的功能性梗阻等。但其临床应用的最大价值在于精准评估上尿路损害的尿动力学危险因素。

影像尿动力学检查可以在以下方面提供特殊的诊断价值：①膀胱输尿管反流的评估：该检查不仅能确定是否存在反流，还能了解出现反流时膀胱的功能状态（如出现反流时膀胱内压和容量），以准确了解输尿管膀胱接合部抗反流的能力。②括约肌的协同性：肌电图很难避免外界的干扰因素，影像尿动力学检查能在逼尿肌收缩时清楚显示膀胱、尿道形态的动态变化，因此能找到逼尿肌-括约肌协同失调的直接证据。同时影像尿动力学检查是逼尿肌-平滑肌括约肌协同失调的诊断性检查。影像尿动力学检查联合肌电图检查能确定是否同时存在逼尿肌-平滑肌括约肌和逼尿肌-横纹肌括约肌协同失调。③尿失禁：影像尿动力学检查能准确判定逼尿肌漏尿点压和腹压漏尿点压，从而准确了解膀胱颈的控尿功能（膀胱颈开放初始所施的腹压）。

正常的影像尿动力学表现应包括以下内容：①储尿期：逼尿肌稳定、膀胱感觉正常、膀胱顺应性良好，膀胱容量正常；同步影像显示储尿期无膀胱输尿管反流，膀胱形态正常，膀胱颈始终处于关闭状态。②排尿期：逼尿肌反射正常，Pdet. Q_{max} 为 $40 \sim 60$ H_2O，并有足够的持续时间将尿液排尽。尿流率接近最大时摄片显示膀胱颈后尿道呈楔形开放，尿道全长无狭窄，压力-流率分析显示膀胱出口无梗阻（图 6-8）。

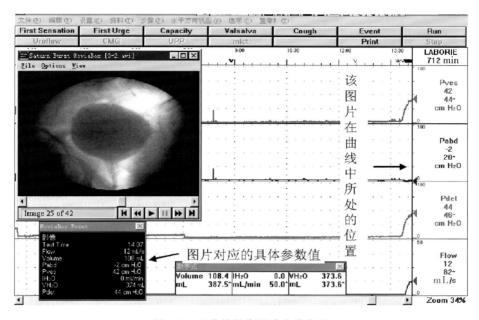

图 6-8　正常的影像尿动力学表现

Pdet 为逼尿肌压力；Pves 为膀胱压；Pabd 为腹压；Flow 为尿流率

对间歇性导尿患者储尿期膀胱容量-压力测量和结果的精准解析是非常重要的。患者需具备"相对安全"的膀胱容量，以便将每天的导尿次数控制在合理范围内。有些特殊患者，如存在膀胱输尿管反流的患者，在膀胱储尿期膀胱腔内灌注的液体有可能反流至上尿路，膀胱内压无明显改变，可在普通尿动力学检查时出现膀胱顺应性良好的假象。例如，Wöllner 报道一位 C5 脊髓完全性损伤（AIS 分级 A）的瘫痪患者，从 1984 年（24 岁）开始反射性排尿，由于没有明显的下尿路症状，他拒绝进行进一步泌尿系统检查。2014 年 7 月（54 岁）其因急性败血症收入院。通过输尿管置管，使用抗生素静脉用药等对症处理，败血症很快得到控制。随后进行泌尿系统相关检查。B 超检查提示左肾巨大积水（图 6-9），但普通尿动力学检查提示膀胱功能正常，膀胱容量 450 mL，顺应性尚可（87 mL/cmH$_2$O），储尿期未见逼尿肌过度活动，扳机点激发排尿时最大逼尿肌压力为 120 cmH$_2$O，膀胱能完全排空（图 6-10）。但影像学检查提示上尿路和下尿路都发生形态学改变，膀胱小梁及憩室形成，膀胱壁增厚，储尿期可见明显的左侧输尿管反流，并伴有左肾积水及左侧输尿管扩张，没有膀胱出口梗阻现象（图 6-11）。因此，神经源性膀胱患者应尽可能接受影像尿动力学检查，特别是在 B 超、排泄性尿路造影、CT 或 MRI 等影像学检查提示上尿路或膀胱有形态学改变，或患者有明显的肾功能不全的情况下，行影像尿动力学检查更能反映膀胱、尿道功能的实际情况。若没有条

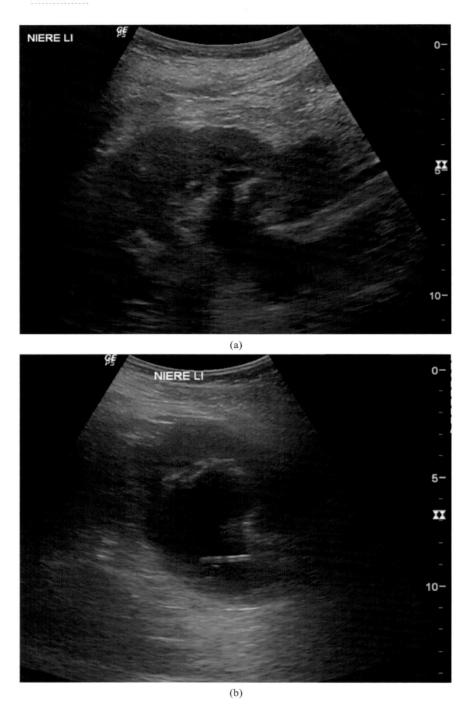

(a)

(b)

图 6-9 B 超检查

（a）提示左肾积水扩张；（b）左肾安置了引流管，积水扩张未能改善

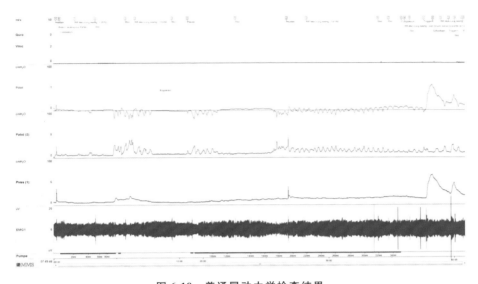

图 6-10　普通尿动力学检查结果

提示膀胱容量正常,膀胱顺应性尚可,未见膀胱逼尿肌过度活动

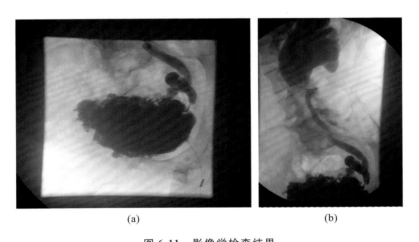

(a) (b)

图 6-11　影像学检查结果

(a)提示膀胱形态改变;(b)左侧输尿管反流及左肾输尿管积水

件同步做影像尿动力学检查,也可以分开做尿动力学检查,以及逆行膀胱尿道造影,结合两者的结果也能反映出神经源性膀胱患者的真实状态。

三、尿动力学检查对预测神经源性膀胱上尿路功能损坏的意义

正常情况下,肾脏内产生的尿液顺畅地经输尿管流入膀胱需要有一定的压力差。生理情况下,肾内压、输尿管蠕动压和下行高度差压相对恒定,因而膀胱压是影响上尿路尿液输送的重要因素。当膀胱内压增加到一定程度,超过了肾盂内压

值及输尿管主动蠕动产生的下行压力值之和时,肾脏内尿液不能排送至膀胱,导致继发性肾输尿管扩张和肾积水,持续性膀胱高压必将造成上尿路损害,甚至尿毒症。尿动力学检查可以模拟膀胱充盈过程,动态了解膀胱充盈过程中膀胱容量与膀胱内压的变化,结合影像学检查还可以判断是否存在膀胱输尿管反流,因而对预测神经源性膀胱患者上尿路功能改变具有一定的意义。

1. 逼尿肌漏尿点压

尿动力学检查期间,在无逼尿肌收缩及腹压改变的前提下,灌注过程中膀胱内压升高主要受膀胱顺应性影响。若膀胱顺应性良好,随着膀胱容量的增加,膀胱内压并无明显增高;而膀胱顺应性差时,膀胱内尿量稍许增加,膀胱内压就会迅速增高。

1981 年,McGuire 等评价继发于脊髓发育不良的低顺应性膀胱时提出逼尿肌漏尿点压(detrusor leak point pressure,DLPP)概念,该概念亦适用于其他神经源性膀胱,其定义为在无逼尿肌收缩和腹压改变的前提下,膀胱充盈过程中出现漏尿时的最小膀胱压。受早期尿动力学检查技术的影响,DLPP 测定值实际上是在无逼尿肌收缩及腹压改变的前提下,膀胱内压从空虚的膀胱充盈开始时的膀胱内压基础值到充盈过程中观察到漏尿的瞬间膀胱内压升高的差值。膀胱内压升高的差值主要是由膀胱逼尿肌固有的弹性产生,并非逼尿肌有意识收缩或无抑制性收缩所致,因此称为逼尿肌漏尿点压。出现尿道漏尿后,膀胱容量不再增加,膀胱内压也不会继续上升。

因逼尿肌的主动或无抑制性收缩都可能会导致尿道括约肌张力改变,改变膀胱出口阻力状态,故 DLPP 检查强调无逼尿肌主动收缩及无逼尿肌抑制性收缩;同时,在检查过程中,患者亦无用力动作,即腹压无增加。DLPP 并不能反映尿道的闭合能力,它仅反映了使膀胱出口开放,导致尿液漏出时膀胱内的最低压力,反映了膀胱出口的阻力状态。而在无逼尿肌收缩及腹压增高的前提下,若膀胱出口阻力高,则需要更高的膀胱内压才可引发漏尿,这种膀胱内高压状态可上传至上尿路,导致输尿管反流和肾积水。一般将 DLPP 等于 40 cmH$_2$O 作为预测上尿路功能损害的临界压力值。McGuire 等报道的 44 例患者中,20 例患者的 DLPP 小于或等于 40 cmH$_2$O,仅有 2 例患者在排泄性尿路造影中显示输尿管扩张,未见膀胱输尿管反流的发生;而其余 22 例 DLPP 高于 40 cmH$_2$O 的患者中,排泄性尿路造影检查显示 15 例(68%)有膀胱输尿管反流,18 例(82%)有输尿管扩张。因而作者认为 DLPP 大于 40 cmH$_2$O 的患者,发生输尿管反流和肾积水等上尿路功能损坏的可能性远大于 DLPP 小于或等于 40 cmH$_2$O 的患者。随后,DLPP 对上尿路功能损害的预测被进一步应用于不同病因导致的成年人神经源性下尿路功能障碍,并逐渐被学者广泛认可。

2. 膀胱安全容量及漏尿点压膀胱容量

储尿期尿动力学检查时,在无逼尿肌收缩及腹压改变的前提下,膀胱从空虚状态至膀胱内压升高达到 40 cmH$_2$O 时的膀胱容量称为膀胱安全容量;而膀胱从空虚状态充盈至膀胱内压达到 DLPP 的值时对应的膀胱容量为漏尿点压膀胱容量。但对于存在膀胱输尿管反流的患者,在膀胱充盈过程中,膀胱从空虚状态至膀胱内压升高达到 40 cmH$_2$O,或开始出现输尿管反流这两种情况无论哪种先出现,其对应的膀胱容量即为膀胱安全容量。因此,对伴随有上尿路积水的膀胱排尿功能障碍患者的膀胱安全容量测定需要进行影像尿动力学检查,方能客观评判。需要说明的是 40 cmH$_2$O 是一个对上尿路相对安全的膀胱内压,由于存在个体间的差异,储尿期膀胱内压始终低于 40 cmH$_2$O 的神经源性膀胱患者也有发生上尿路功能损坏的可能,因此对于所有神经源性膀胱患者都需要进行动态随访。

　　DLPP 及其对应的漏尿点压膀胱容量、膀胱安全容量是神经源性膀胱尿动力学检查中非常重要的指标。若 DLPP 大于 40 cmH$_2$O,则漏尿点压膀胱容量相较膀胱安全容量的差值越大,意味着膀胱内压高于 40 cmH$_2$O 的时间越长,而且病变的隐蔽性亦越大,因而发生上尿路功能损害的危险性越大(图 6-12);反之,若 DLPP 小于或等于 40 cmH$_2$O,膀胱充盈过程中达到漏尿点压膀胱容量时就会发生漏尿,膀胱内压始终不会超过 40 cmH$_2$O,因而上尿路功能相对来说较安全,上尿路功能损害风险较低。

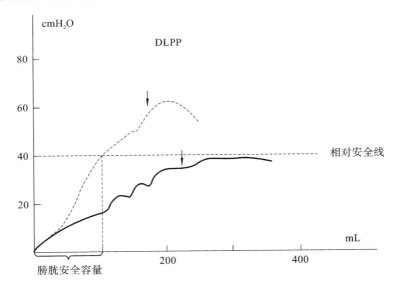

图 6-12　膀胱漏尿点压测定、上尿路功能损害危险因素示意图

　　考虑到 DLPP 和膀胱安全容量对上尿路功能损害预测价值的重要性,相关数据的准确测定和解析尤为必要。在膀胱充盈过程中,应严格控制充盈速度和充盈介质的温度,一般需要采用接近体温的液态介质,预期的灌注速度依据患者的潜在膀胱类型个体化调整;可在灌注液体中加入亚甲蓝溶液,或行影像尿动力学检查,以便及时发现漏尿并记录瞬时的逼尿肌压力。虽然测压管的大小没有要求,

但其可能会影响最终的检测结果。Decter 和 Harpster(1992)发现测压管从 5F 到 10F，DLPP 的值逐渐增大，尤其在儿童中更为明显。

3. 逼尿肌漏尿点压研究现状及分析

尽管并无高水平证据支持，McGuire 等开创性提出了 DLPP＞40 cmH_2O 是脊髓脊膜膨出（MMC）患者上尿路功能损害的风险因素，已被传统医学所接受。然而，Combs 等分析了多例 DLPP＞40 cmH_2O 的患者，长期随访发现患者上尿路功能并未出现恶化；与之相反，接受了膀胱扩大术联合人工括约肌术的某些患者，上尿路功能反而发生恶化。另一项关于 MMC 患儿的回顾性研究，对单一的 DLPP 等于 40 cmH_2O 的阈值标准对上尿路功能损害的预测价值提出了挑战。研究显示，DLPP≤20 cmH_2O、20 cmH_2O＜DLPP＜40 cmH_2O 和 DLPP≥40 cmH_2O 时，上尿路功能损害累积发生率分别是 18％、38％和 28％。所以，作者推断预测上尿路功能损害的 DLPP 阈值标准应该是 20 cmH_2O，而不是 40 cmH_2O；20 cmH_2O 预测上尿路功能损害的敏感性更高（表 6-1）。作者建议，对于 20 cmH_2O≤DLPP＜40 cmH_2O 的 MMC 患儿，应密切监测；研究显示，38.4％的上尿路功能损害患儿年龄仅为 3 岁。DLPP 对上尿路功能损害的预测价值还需要更多的临床研究来判断。

表 6-1   不同 DLPP 阈值对上尿路功能损害的预测价值

DLPP/cmH_2O	上尿路功能损害累积发生率	敏感性（ROC 分析）
≥40	18/64(28.1％)	51.4％
30～＜40	24/88(27.3％)	68.6％
20～＜30	33/102(32.4％)	91.4％

尽管 ICS 已对 DLPP 有明确的定义，但是仍有学者将"逼尿肌收缩导致漏尿时的最低膀胱压"当作 DLPP。事实上，这并不是 DLPP，而应该定义为逼尿肌过度活动漏尿点压（DO-LPP）。逼尿肌过度活动（DO）伴高漏尿点压是否为远期上尿路功能损害的风险因素，也需要更多的临床研究来验证。有文献报道，发生神经源性逼尿肌无抑制性收缩时膀胱持续收缩时间和 DO-LPP＞75 cmH_2O，与肾积水显著相关。一项关于脊髓损伤患者的研究显示，DO 收缩持续时间是尿路扩张/输尿管反流唯一具有统计学差异的尿动力学参数。对于 DO 患者而言，降低逼尿肌的收缩频率、振幅是最主要的治疗方法，如服用抗毒蕈碱药物、肉毒毒素注射；若患者同时伴有膀胱顺应性减低，药物治疗无效，还需进行膀胱扩大术，以增加低压稳定储尿的膀胱容量。

与 DO-LPP 不同，DLPP 的临床意义在于评估患者日常生活中两次膀胱排空间期（有/无 CISC），泌尿系统暴露在高压条件下的持续时间和程度。尽管 DLPP 是评估膀胱出口阻力的指标，但对于高 DLPP 患者的治疗目的仍是降低储尿期和排尿期的膀胱内压和增加低压条件下的膀胱容量。

关于 DLPP 的另一个问题是，大量的神经源性膀胱患者在尿动力学检查期间并不会出现漏尿。普遍的观点认为，逼尿肌压力＞40 cmH$_2$O 时无漏尿发生，即可终止灌注。最近的研究发现，80 例 MMC 患儿，平均年龄 7 岁（2～17 岁）；绝大多数患儿在尿动力学检查中未见漏尿；然而，DLPP 或充盈末期压＞40 cmH$_2$O 组患儿的膀胱壁厚度以及尿液中转化生长因子-β$_1$（TGF-β$_1$）、神经生长因子（NGF）和组织金属蛋白酶抑制物-2（TIMP-2）水平显著增加，提示未来生物标志物检测有可能成为预测上尿路功能损害的替代方式。

虽然长期以来膀胱内压和上尿路功能损害的因果关系已被普遍认同，但是标准化的 DLPP 尿动力学检查以及其对上尿路功能的预测价值仍存在一定的争议。依据第五届国际尿失禁咨询委员会决议，对于神经源性膀胱患者而言，DLPP 应视为诊断所需的相关参数，推荐等级为 B/C。有学者提出虽然 ICS 有明确的定义，但现有的部分文献中 DLPP 的定义并不一致，标准化的缺乏阻碍不同研究之间的比较和评价。使用单一的 40 cmH$_2$O 压力为阈值标准，定义"安全或不安全"，可能无法反映临床的真实状况；McGuire 等建议，临床管理方法应该遵循让日常膀胱的尿液充盈量对应的膀胱内压"尽可能低"的原则，将膀胱内压控制在合理的、可接受的范围内。标准化的 DLPP 测定方法、漏尿点膀胱容量和充盈末期压以及 DO-LPP 的定义，有助于临床精准化、标准化诊断及解析。漏尿时的膀胱容量对于指导患者调整 CIC 方案非常重要。此外，尿动力学检查时，充盈末期压和 DO-LPP 应与 DLPP 明确区分；通过明确的定义，对特定的专业术语予以区别，以免造成临床实践和研究设计的混淆。还需要更多的前瞻性临床研究，评估这些参数对神经源性膀胱患者上尿路功能损害的预测价值。

四、尿动力学检查在间歇性导尿患者客观条件评估中的应用

间歇性导尿的目的从表面上是解决无法有效排空膀胱患者的排尿问题，但实质上更为重要的是要采用合理的手段保证膀胱低压储尿，以保护上尿路功能不受损坏。要保证储尿期膀胱内最大压力始终低于 40 cmH$_2$O，在膀胱内压达到 40 cmH$_2$O 前排空膀胱也是间歇性导尿的重要工作。尿动力学检查可监测剩余尿量及膀胱安全容量，可客观、精准地鉴别间歇性导尿适用群体以及最佳导尿间期、频次。

一般而言，正常成年人每日排出尿量最好能达到 1500 mL 左右，通过足够的尿量将体内代谢产物充分排出体外。接受间歇性导尿的患者，每 24 h 内导尿次数不宜超过 6 次，否则过短的导尿间期会因为尿道黏膜无充分时间自我调节或恢复导致导尿相关并发症的发生风险增加。对于完全无法自主排尿的患者而言，需要将膀胱内的尿液规律排出，那么平均每次导尿导出的尿量至少需要 250 mL，也就

是说其膀胱安全容量必须超过 250 mL。只有通过尿动力学检查,甚至影像尿动力学检查,才能了解患者的膀胱安全容量,并确定患者膀胱容量是否达到间歇性导尿的最低要求。若患者的膀胱安全容量达不到 250 mL,则必须短期内增加每天导尿次数,随后通过药物、手术等方法尽可能快速地增加患者的膀胱安全容量,然后依据治疗后的尿动力学结果再次调整间歇性导尿的间期/频次。间歇性导尿个体化的调整方案是维护患者上尿路安全的保证。

对于有部分膀胱排空能力,但排空不全的患者,在实施间歇性导尿的时候,除了要考虑患者的膀胱安全容量外,还必须考虑其剩余尿量。需要强调的是,这里的部分排空膀胱指的是协调性生理性自主排尿,涉及尿道松弛和逼尿肌收缩;依赖腹压或用力排尿或反射性排尿等非生理性排尿方式进行排尿者不是该定义的适用人群。同时,对于大多数脊髓损伤患者而言,生理性排尿或部分生理性排尿几乎是不可能的。如图 6-13 所示,膀胱安全容量是指膀胱充盈过程中,从膀胱空虚状态到膀胱内压达到 40 cmH$_2$O 时的膀胱容量;若膀胱内有剩余尿量,必须将膀胱安全容量减除剩余尿量,其间的差值才是两次间歇性导尿间期允许患者新生成的尿量。比如患者的膀胱安全容量是 420 mL,患者剩余尿量为 200 mL,若间歇性导尿是患者的唯一排尿方式,则通过导尿将膀胱内尿液排尽后,膀胱重新充盈至 420 mL 所需的时间,可视为合理导尿间期时间;若患者先自行排尿,随后一段时间后再进行导尿,则膀胱从有剩余尿量 200 mL 充盈至膀胱安全容量 420 mL 的时间,视为安全的导尿间期时间。

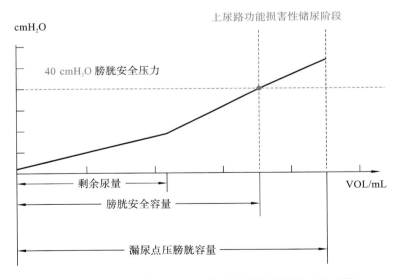

图 6-13 膀胱漏尿点压膀胱容量、剩余尿量及膀胱安全容量
对上尿路功能损害危险因素示意图

第二节 间歇性导尿患者的主观条件评估

一、患者与照护者的间歇性导尿操作能力的评估

间歇性导尿多为患者自己操作,若导致膀胱排空困难的原发性疾病得不到治愈,则间歇性导尿是一个长期的操作过程,甚至伴随患者终生。因此需要评估接受间歇性导尿的患者是否思维清晰,并是否具有一定的认知能力和技能学习能力。对于手功能低下(如颈段脊髓损伤)、高龄、肥胖或因其他疾病因素导致无法自我完成导尿操作的患者,医护人员或照护者可辅助完成。

二、间歇性导尿患者的依从性评估

对于接受间歇性导尿的患者,需要了解其接受该治疗方案的意愿,并从多个方面给予必要的宣教和专业支持,使其能够自觉长期遵循正确的间歇性导尿方案。

1. 患者接受间歇性导尿的意愿度评估

患者和(或)照护者应充分了解正确膀胱管理的重要性,以及不同排空膀胱方法的优缺点,分析选择间歇性导尿的原因和近远期获益,预判影响患者间歇性导尿依从性的潜在因素。医护人员应具备良好的沟通能力、技巧和积极的态度,以及必要的医学知识和技能,这样有助于缓解患者的紧张情绪和尴尬不适感。如有需要,指导患者咨询性学专家或心理医生进行治疗。

2. 患者掌握泌尿系统相关知识能力的评估

许多需要接受间歇性导尿的患者缺乏最基本的医学常识,对尿道的解剖学知识也不熟悉,因此需要医护人员通过文字、图像、视频资料,以及示教模具和一对一的示教操作,帮助患者和(或)照护者学习、了解泌尿系统的基本解剖结构和功能,并借以判断其掌握导尿技能的能力以及自我导尿过程中遇到障碍时的分析能力,以在实施自我导尿过程中能提供实时帮助。

3. 患者生活或居住环境的评估

间歇性导尿多由患者居家时完成,因此需要评估患者生活或居住环境是否能满足间歇性导尿的要求;不足之处,需从专业角度帮助其完善。

第三节 间歇性导尿操作的评估

实施间歇性导尿应重视以下 3 个问题:①充分认识神经源性膀胱的发病机制,需要因时因人制宜,在临床实践中利用这一规律,进行特殊观察,实施有效护

理。术后优质护理可使患者感受到舒适度增加,同时可使患者的心理紧张感得到缓解,树立应对困难的信心,促进患者积极配合康复训练和预防并发症的发生。②因人而异,采用个性化饮水计划能提高间歇性导尿患者对饮水计划的依从性,提高患者的日常生活活动能力(ADL),使患者及早建立平衡膀胱管理模式,故制订个性化的详细的饮水计划是保证间歇性导尿顺利进行的关键所在。③做好心理治疗,稳定患者的情绪,是实施间歇性导尿的重要环节。医护人员应向患者详尽阐述间歇性导尿的方法及优点,减少患者的焦虑、恐惧情绪,尽可能提高患者配合治疗的意愿度。

一、执行间歇性导尿对医患双方的要求

1. 对医护人员要求

间歇性导尿往往是一种长期的治疗手段,要求患者有比较好的依从性。医护人员需要向患者介绍间歇性导尿的相关知识,管床医生向患者解释间歇性导尿的目的,并让患者填写知情同意书,开出医嘱;由经过培训的护士针对患者的个体化需求宣教间歇性导尿操作方法、导尿频次、注意事项,并与患者共同制订饮水计划。将导尿时间、导尿次数、饮水计划、标准导尿流程和膀胱功能训练流程制成卡片,交给患者保存。指导患者进行定期的随访,及时发现并纠正间歇性导尿过程中出现的问题,对于患者基本疾病发生变化的,还要有针对性较强的修订方案。

2. 对患者的要求

间歇性导尿多需要患者在医院外场所自行完成,是一个长期的治疗手段,同时也有一定的技术要求,因此患者或其家属要充分理解间歇性导尿的重要性,努力学习间歇性导尿操作方法,掌握技巧,学会观察导尿过程中出现的问题,并及时与医护人员沟通。下面的举措需要患者及其家属有清晰的认识。

(1)知识性:患者需要了解自身状况、症状,尿道及身体的解剖知识,以及任何错误的操作过程。

(2)复杂性:患者会发现间歇性导尿的过程非常复杂,但要努力记住每一个步骤。

(3)受损的身体功能:患者要有灵活的运动机动性、敏捷度和手的操作技巧,必要时间歇性导尿可以在家属或其他照护者辅助下完成。

(4)误解和恐惧:需要克服导尿管插入尿道的恐惧,对操作地点不可及的担忧,自我放大的疼痛心理,并须具有一定的感染风险防范能力。

(5)羞愧:缓解患者羞愧和耻辱的感受,避免隐瞒病情的事情发生。

(6)积极性:间歇性导尿负面经历的患者可能只会被动接受间歇性导尿操作,而不会积极主动去尝试。这种状况不利于患者积极主动规避间歇性导尿风险,减少并发症的发生。提高患者参与的主动性和积极性,对于宣教结果的有效性至关

重要。

（7）计划更新：特别是基础疾病及损伤发生改变时，需要及时告知医护人员。

（8）材料的应用：多数间歇性导尿的相关材料可以在医护人员建议下获得，患者需要充分了解当地间歇性导尿所用导尿管的报销职责及范围。要熟悉适合于自己使用的导尿管的特性及操作方法。

二、间歇性导尿的评估方法

许多患者需长期甚至终生行间歇性导尿，如脊髓损伤（SCI）患者。因此，为每位患者制订适合的膀胱功能训练计划及长期随访健康教育是必要的。间歇性导尿不仅能降低患者泌尿系统感染风险，避免患者长期携带导尿管、尿袋，还可在保护肾功能和控制（缓解）尿失禁，促进膀胱功能恢复的同时，减少患者的焦虑和抑郁情绪，改善患者人际关系，提高患者的生活质量，从而促使患者能更有效地配合康复训练，继而回归家庭，重新融入社会。在间歇性导尿的长期随访中，一系列经校验的问卷可以详细、清晰地了解患者的现状和导尿操作过程中存在的问题。

1. 导尿术评估单

间歇性导尿属于私密性、微创性操作，不仅保护患者上尿路功能，最大限度地避免远期肾功能受损，还可改善神经源性膀胱患者的控尿能力，避免膀胱过度充盈，减少泌尿系统并发症的发生，其安全性和有效性已得到全球专家的认同。但是，对间歇性导尿的患者而言，一定程度的培训和指导是有必要的。为了更好地评估间歇性导尿患者/照护者的操作技能、障碍应对能力和遵医行为，以期提供有针对性的指导，刘翠青等参考香港新界西联网屯门医院骨科导尿术教育及实习计划，以主、客观方面的内容作为评估指标，制订了导尿术评估单。

主观方面是由患者/照护者进行的自我评估，内容包括 7 个条目，根据自身情况选择备选答案"是"或"否"；客观方面由护士对患者/照护者进行客观评估，内容包括 5 个条目，由护士评估患者/照护者上述方面达到的程度，选择"良好""满意""合格""不满意""欠佳"（图 6-14）。可以根据这个评估单全面、准确地评估患者/照护者对清洁性间歇性导尿相关知识及操作流程的掌握程度，为医护人员提供一个清晰的健康教育指引。

2. 间歇性导尿问卷表

Yilmaz 等针对外伤性脊髓损伤施行间歇性导尿的患者，制订了一个问卷以了解患者在进行间歇性导尿期间遇到的障碍、忧虑及满意度（图 6-15）。其共调查了269 例施行间歇性导尿超过 3 个月的患者。总体来说，69.5％的患者施行自我间歇性导尿，10.4％导尿由母亲完成，7.8％由陪护完成，7.4％由配偶完成。有 72例（26.8％）患者不能接受间歇性导尿治疗，原因为手功能低下（56.1％）、不能采取恰当的坐姿（35.4％）和痉挛状态（8.5％）。

第一部分（由患者/照护者填写）			
项　　目	结　　果		
你是否清楚知道导尿术的目的？	是 □		否 □
你是否清楚知道导尿术的程序？	是 □		否 □
你是否清楚知道导尿术的护理？	是 □		否 □
你是否清楚知道导尿术的并发症？	是 □		否 □
你是否清楚知道如何处理并发症？	是 □		否 □
你是否满意护士对导尿术的有关讲解？	是 □		否 □
你是否有信心施行导尿术？	是 □		否 □

第二部分（由护士填写）					
项　　目	结　　果				
环境预备	良好 □	满意 □	合格 □	不满意 □	欠佳 □
洗手程序	良好 □	满意 □	合格 □	不满意 □	欠佳 □
物品预备	良好 □	满意 □	合格 □	不满意 □	欠佳 □
体位预备	良好 □	满意 □	合格 □	不满意 □	欠佳 □
施行程序	良好 □	满意 □	合格 □	不满意 □	欠佳 □

图 6-14　导尿术评估单

实施间歇性导尿（IC）持续时间：　　　　　　月/年

施行间歇性导尿的频次：　　　　　次/日

间歇性导尿完成者：

　　自己（　） 母亲（　） 父亲（　） 子女（　） 兄弟（　） 亲戚（　）

　　陪护（　） 配偶（　）

当您施行间歇性导尿时遇到的身体障碍是什么？

　　手功能低下（　） 痉挛状态（　） 不能采取恰当的坐姿（　）

当您开始施行间歇性导尿时，会有哪些顾虑？

　　害怕疼痛（　） 担心错误的间歇性导尿带来的伤害（　） 羞愧（　）

　　担心不能再自主排尿（　） 感染（　） 出血（　） 卫生（　）

　　其他：

不管是否定期服用抗胆碱能药物，您有漏尿的表现吗？

　　有（　） 没有（　）

如果有，选择下列项目：

　　我每天都有一次或更多次的漏尿发生（　）

　　我每周都有一次或更多次的漏尿发生（　）

图 6-15　间歇性导尿问卷表

我每月都有一次或更多次的漏尿发生（　）

如果有,选择下列项目:

漏尿导致我必须更换衣服（　）

漏尿稍打湿衣物（　）

漏尿可以忽略不计（　）

您使用哪种类型导尿管施行间歇性导尿?

Nelaton 导尿管（软橡皮导尿管）（　）　亲水导尿管（　）　预润滑导尿管（　）

其他:

标记您对间歇性导尿的满意程度(0:根本不满意;10:极其满意)

0	1	2	3	4	5	6	7	8	9	10

标记您施行间歇性导尿时的困难程度(0:非常容易;10:非常困难)(限于施行自我间歇性导尿的患者)

0	1	2	3	4	5	6	7	8	9	10

您认为间歇性导尿对您的日常生活有妨碍吗?

从不（　）　很少（　）　有时（　）　经常（　）　总是（　）

间歇性导尿对您的生活质量带来怎样的影响?

更好了（　）　有改善（　）　一样（　）　变坏了（　）　更糟糕（　）

您将来更希望选择哪种排空膀胱方式?

间歇性导尿（　）　留置导尿管（　）

续图 6-15

3. 自我间歇性导尿问卷表（ISC-Q）

间歇性导尿是无法自主排空膀胱患者理想的膀胱管理方案。某些情况下,焦虑、恐惧或误解可能是患者学习自我间歇性导尿(ISC)的重要障碍。所以,采用有效的方法来评估患者 ISC 的心理接受程度,可以有针对性地帮助患者克服心理上的障碍,提高其学习的积极主动性,使其更快捷地掌握 ISC 的操作技能。为了更准确地评估 ISC 患者的生活质量,以帮助医护人员和间歇性导尿患者进一步优化长期 ISC 护理方案,Pinder 等提出并校验了自我间歇性导尿问卷表(intermittent self-catheterization questionnaire,ISC-Q)（表 6-2）,用以评估间歇性导尿患者执行 ISC 时的感受。

表 6-2　自我间歇性导尿问卷表（ISC-Q）

ISC 患者的感受	完全不同意	不同意	不确定	同意	完全同意
易用性					

续表

ISC 患者的感受	完全不同意	不同意	不确定	同意	完全同意
1. 每次需要导尿时,导尿管的准备很容易	☐	☐	☐	☐	☐
2. 导尿前的准备工作很麻烦	☐	☐	☐	☐	☐
3. 将导尿管插入尿道非常简单	☐	☐	☐	☐	☐
4. 导尿管插管感觉不适	☐	☐	☐	☐	☐
5. 导尿管的设计使操作便捷	☐	☐	☐	☐	☐
6. 导尿管的使用需要手比较灵巧	☐	☐	☐	☐	☐
7. 导尿管表面有润滑液/涂层导致难以使用	☐	☐	☐	☐	☐
8. 我对自己的导尿操作能力很有信心	☐	☐	☐	☐	☐
便捷性					
9. 居家导尿管储存不方便	☐	☐	☐	☐	☐
10. 周末出行携带导尿管很不方便	☐	☐	☐	☐	☐
11. 携带足够两个星期假期使用的导尿管是非常不方便的	☐	☐	☐	☐	☐
12. 在我出行期间,导尿管的处理很不方便	☐	☐	☐	☐	☐
私密性					
13. 我认为每天携带足够的导尿管很容易	☐	☐	☐	☐	☐
14. 我认为出行期间,导尿管的处理很容易	☐	☐	☐	☐	☐
15. 他人不会注意我的导尿管	☐	☐	☐	☐	☐
16. 即使出行期间,我也可以私密地使用我的导尿管	☐	☐	☐	☐	☐
17. 我可以很轻松地处理我的导尿管,而不会引起他人注意	☐	☐	☐	☐	☐
18. 在我出行期间,导尿管的使用让我感到自信	☐	☐	☐	☐	☐
心理幸福感					
19. 导尿让我感到难为情	☐	☐	☐	☐	☐
20. 如果他人看到我包里的导尿管,我会感到很尴尬	☐	☐	☐	☐	☐
21. 我需要使用导尿管,这有时让我感到尴尬	☐	☐	☐	☐	☐
22. 我担心导尿管无法完全排空膀胱	☐	☐	☐	☐	☐

续表

ISC 患者的感受	完全不同意	不同意	不确定	同意	完全同意
23. 由于需要使用导尿管，我不能经常拜访朋友和家人	□	□	□	□	□
24. 我担心导尿管的使用会增加远期风险	□	□	□	□	□

4. 间歇性导尿接受度量表（I-CAT）

Guinet-Lacoste 等提出改良简化版的间歇性导尿接受度量表（intermittent catheterization acceptance test，I-CAT）（表 6-3），其共包含 14 项内容，从中较易判断患者对 CISC 的顾虑及接受程度。

表 6-3　间歇性导尿接受度量表

	CISC 患者的感受	完全不同意	不同意	同意	完全同意
多重担忧	自我导尿会让我感觉到焦虑	0	1	2	3
	我害怕自我导尿带来的疼痛	0	1	2	3
	我害怕自我导尿会损伤自身	0	1	2	3
	不得不自我导尿的现实，会令我持续感觉到担忧	0	1	2	3
	我害怕随着时间的推移，自我导尿会损伤我的尿道	0	1	2	3
自尊	自我导尿总是提醒我，我有残疾的事实	0	1	2	3
	自我导尿会成为我额外的负担	0	1	2	3
	我害怕依赖自我导尿	0	1	2	3
	我害怕自我导尿成为不可逆转的事实	0	1	2	3
	我感觉自己与他人格格不入	0	1	2	3
	我担心别人知道我在导尿	0	1	2	3
	在任何地方，我都会担心没有合适的地方自我导尿	0	1	2	3
	我担心在工作的时候，无法自我导尿	0	1	2	3

续表

CISC 患者的感受	完全不同意	不同意	同意	完全同意
综合性问题　让我接受自我导尿是很困难的	0	1	2	3

对于每一项陈述,我们想知道你在多大程度上同意或不同意。

0＝完全不同意

1＝不同意

2＝同意

3＝完全同意

5. 间歇性导尿满意度问卷(InCaSaQ)

Guinet-Lacoste 等还从另一个角度设计了一个间歇性导尿满意度问卷 (intermittent catheterization satisfaction questionnaire,InCaSaQ)(表 6-4),可以比较不同类型导尿管的舒适度和有效性,并客观评估在患者表达不满时改变导尿管类型的必要性。

表 6-4　间歇性导尿满意度问卷

	问　　题	很不满意	不满意	满意	非常满意
包装材料	有关包装袋的标识和容积,您满意吗?	0	1	2	3
	有关包装袋的卫生和牢固度,您满意吗?	0	1	2	3
	有关导尿管的打开和固定,您满意吗?	0	1	2	3
润滑性	有关润滑剂的使用(自然的、胶、水等),您满意吗?	0	1	2	3
导尿管	有关导尿管握持、插入尿道外口,您满意吗?	0	1	2	3
	有关操作的难度和插入的舒适性,您满意吗?	0	1	2	3
	有关导尿的便利性(导尿管的长度和导尿管配件),您满意吗?	0	1	2	3
导尿完成后	有关导尿管用完后的处理方便程度,您满意吗?	0	1	2	3

6. 间歇性导尿困难度量表

Guinet-Lacoste 等也提出评估脊髓损伤患者 CISC 困难程度的量表,即间歇性导尿困难度量表(intermittent catheterization difficulty questionnaire,ICDQ)(表 6-5),该量表适用于进行间歇性导尿的脊髓损伤患者,可评价自我间歇性导尿的难度,包含 13 项内容,涉及导尿管插入和拔出、疼痛、肢体痉挛状态、括约肌痉挛状态和导尿过程中的出血等问题,所有与困难度相关的问题均分为发生的频度和强度两个方面。可以根据评分采取针对性治疗措施,如 α 受体激动剂的使用,尿道外括约肌注射肉毒毒素减轻括约肌痉挛等,也可提醒医生调整间歇性导尿方案,如导尿困难者更换亲水涂层的超滑导尿管、调整导尿时机和频次、应用局麻药物等,帮助患者克服间歇性导尿时遇到的困难。

表 6-5　间歇性导尿困难度量表

CISC 期间患者的感觉	频度(F)				强度(I)			
	从来没有	有时有	经常有	总是有	从来没有	有时有	经常有	总是有
插管时感觉疼痛(或导尿时感到疼痛)	0	1	2	3	0	1	2	3
有短暂的阻塞感,但很快消失,无须等待或增大插管力量	0	1	2	3	0	1	2	3
插管时感到阻塞,需等待后才能继续插管	0	1	2	3	0	1	2	3
插管时感到阻塞,需要增大插管力量才能继续下去	0	1	2	3	0	1	2	3
导尿管沿着尿道插入时全程都有持续存在的阻塞感	0	1	2	3	0	1	2	3
插管时,感觉到有固定的障碍物阻塞尿道,需要暂时停止导尿管的插入	0	1	2	3	0	1	2	3
插管时,感到必须改变姿势,或用手部辅助,才能克服导尿管遇到的阻塞感	0	1	2	3	0	1	2	3
插管过程中出现大腿痉挛或疼痛、寒战、头痛、出汗	0	1	2	3	0	1	2	3
插管过程中出现尿道出血	0	1	2	3	0	1	2	3
需要通过调整体位或手部辅助,才能排空膀胱	0	1	2	3	0	1	2	3
在导尿管拔出的时候有疼痛、阻塞感	0	1	2	3	0	1	2	3
在导尿过程中有尿失禁发生	0	1	2	3	0	1	2	3
在导尿完成后有残余的疼痛感	0	1	2	3	0	1	2	3

主要参考文献

［1］　郭应禄,杨勇.尿失禁［M］.山东:山东科学技术出版社,2003.

［2］　金锡御,宋波.临床尿动力学［M］.北京:人民卫生出版社,2002.

［3］　李炎唐.泌尿外科高科技［M］.北京:军事医学科学出版社,1998.

［4］　陈忠,崔喆,双卫兵.神经源性膀胱［M］.北京:人民卫生出版社,2009.

［5］　McGuire E J,Cespedes R D,O'Connell H E. Leak-point pressures［J］. Urol Clin North Am,1996,23(2):253-262.

［6］　McGuire E J,Cespedes R D,Cross C A,et al. Videourodynamic studies［J］. Urol Clin North Am,1996,23(2):309-321.

［7］　Tudor K I,Sakakibara R,Panicker J N. Neurogenic lower urinary tract dysfunction:evaluation and management［J］. J Neurol,2016,263(12):2555-2564.

［8］　Dray E V,Cameron A P. Identifying patients with high-risk neurogenic bladder:beyond detrusor leak point pressure［J］. Urol Clin North Am,2017,44(3):441-452.

［9］　Stöhrer M,Goepel M,Kondo A,et al. The standardization of terminology in neurogenic lower urinary tract dysfunction:with suggestions for diagnostic procedures. International Continence Society Standardization Committee［J］. Neurourol Urodyn,1999,18(2):139-158.

［10］　Lane G I,Gor R A,Katorski J,et al. Clinical outcomes of non-surgical management of detrusor leak point pressures above 40cm water in adults with congenital neurogenic bladder［J］. Neurourol Urodyn,2018,37(6):1943-1949.

［11］　Sinha S. Follow-up urodynamics in patients with neurogenic bladder［J］. Indian J Urol,2017,33(4):267-275.

［12］　刘翠青,刘静,李延飞,等.导尿术评估单在清洁间歇导尿患者中的应用［J］.护士进修杂志,2014,29(16):1528-1529.

［13］　Yilmaz B,Akkoç Y,Alaca R,et al. Intermittent catheterization in patients with traumatic spinal cord injury:obstacles,worries,level of satisfaction［J］. Spinal cord,2014,52(11):826-830.

［14］　Pinder B,Lloyd A J,Elwick H,et al. Development and psychometric validation of the intermittent self-catheterization questionnaire［J］. Clin Ther,2012,34(12):2302-2313.

［15］　Guinet-Lacoste A,Kerdraon J,Rousseau A,et al. Intermittent catheterization acceptance test(I-CAT):a tool to evaluate the global acceptance to practice clean intermittent self-catheterization[J]. Neurourol Arodyn,2017,36(7):1846-1854.

[16] Guinet-Lacoste A,Jousse M,Verollet D,et al. Validation of the InCaSaQ, a new tool for the evaluation of patient satisfaction with clean intermittent self-catheterization[J]. Ann Phys Rehabil Med,2014,57(3):159-168.

[17] Guinet-Lacoste A,Jousse M,Tan E,et al. Intermittent catheterization difficulty questionnaire(ICDQ):a new tool for the evaluation of patient difficulties with clean intermittent self-catheterization [J]. Neurourol Urodyn,2016,35(1):85-89.

第七章　间歇性导尿类型

间歇性导尿(intermittent catheterization,IC)系指定期经尿道或腹壁窦道插入导尿管,待膀胱或储尿囊内尿液排空后立即移除导尿管的导尿操作。若导尿过程为患者自己或在照护者帮助下完成,则称为自我间歇性导尿(intermittent self-catheterization,ISC)。

一、间歇性导尿的起源

间歇性导尿最早于 1844 年由 Stromeyer 提出,他推荐用定期冲洗的方法将感染尿液从膀胱中导出。1917 年 Thompson-Walker 等认为脊髓损伤后应尽早导尿排空膀胱,随后定时地每天导尿 3 次。1947 年 Guttmann 提出了用于脊髓损伤患者的无菌性间歇性导尿(aseptic intermittent catheterization,AIC),他认为间歇性导尿可以使患者处于相对脱离导尿管状态,膀胱的周期性扩张刺激有助于膀胱功能恢复。1966 年 Guttmann 和 Frankel 的开创性工作取得了令人注目的结果,在他们的一组病例中,77％的患者出院时摆脱了导尿管,64.8％的男性、49.3％的女性尿内无菌。随后,更多的研究成功复制了相类似的结果,间歇性导尿的效果得到其他多篇文献的证实。

1971 年 Lapides 等提出了清洁性间歇性导尿(clean intermittent catheterization,CIC)的概念。他们认为大多数尿路感染的发病机制归因于尿路中某种潜在的异常,降低了组织抵御细菌侵袭的能力。其中,最常见的原因是膀胱过度充盈引起膀胱壁血供减少,继而导致宿主对细菌侵袭的抵御力降低。所以,无菌性导尿并非是必需的,应用清洁性导尿及时将膀胱排空即可解决;导尿管带入的少量细菌可由机体自身的抵抗力加以清除。次年 Lapides 将自我清洁性间歇性导尿(clean intermittent self-catheterization,CISC)引入神经源性膀胱的治疗,导尿操作主要由患者自己完成。

相对而言,无菌性间歇性导尿与清洁性间歇性导尿的适用对象是一样的,只是对导尿操作的环境和过程,以及导尿所用物品有不同要求,这两种不同的导尿方式可能在尿路感染的发生率、患者的依从性、治疗费用等方面有一定的差异。

二、常用间歇性导尿类型

（一）无菌性间歇性导尿

1. 定义

无菌性间歇性导尿指操作过程中采用无菌导尿术，其操作过程多需要医护专业人员进行，使用一次性无菌用具。无菌是没有活菌的意思，对一个环境所谓的无菌，是指在环境中一切有生命活动的微生物及其芽孢或孢子都不存在，物体中无活的微生物存在。"无菌导尿术"这个术语从某种程度来说并不准确，因为，在操作过程中完全做到无菌是不可能的，该概念只能就无菌材料和无菌操作本身而言，可以实现。导尿材料可以通过物理方法达到灭菌目的，但导尿操作的对象是不可能能进行无菌处理的，仅能对操作区域进行消毒处理。消毒是指杀死病原微生物，但不一定能杀死细菌芽孢的方法，通常用化学的方法来达到消毒的目的。Benedetto 等将无菌性间歇性导尿分为无菌（aseptic）技术和消毒（sterile）技术，两者都是无菌操作，但有细微差别。单词"aseptic"在英文中解释为"无菌的、经消毒的、防感染的"，使用"aseptic"技术，要求导尿过程中操作者戴无菌手套，使用单次使用的无菌导尿管，进行外阴部消毒，润滑剂也需要是无菌的；单词"sterile"技术要求稍高，要求导尿过程中操作者穿无菌的手术衣，戴无菌口罩和无菌手套，使用单次使用的无菌导尿管，用消毒纱布或棉球消毒外阴部，使用无菌的引流托盘或闭合的引流袋。但临床上所采用的无菌性间歇性导尿实际上采用的是无菌操作法，局部消毒铺巾后，使用无菌物品，戴无菌手套，操作过程中插入尿道和膀胱的导尿管不直接接触操作者。这种"零接触"的方式降低了导尿管被外源性污染的可能性。

无菌操作法是导尿术的首选或推荐方法。这种方法的优点是最大限度减少导尿操作过程带来的污染，减少感染的发生。但由于其操作过程需要专业的医护人员完成，所使用物品为一次性无菌用品，因而对于需要长期间歇性导尿的患者而言不是很方便，且导尿管及辅助导尿设备等耗材费用高，对患者接纳间歇性导尿的依从性有一定的不利影响。鉴于在医院内操作有较高的交叉污染风险，为避免院内感染，特别是严重的多重耐药菌感染，当患者处于医院环境中时，出于安全考虑，大多数采用的是无菌性间歇性导尿。

2. 方法

无菌性间歇性导尿多需要专业人员完成，操作时需要戴无菌手套，使用无菌用品，按严格的无菌导尿程序进行。

（1）物品准备：导尿盘、无菌导尿包、无菌手套1副，根据需要备治疗巾、检验标本容器等。

（2）操作步骤：

①男性患者取平卧位，女性患者屈髋、屈膝，双大腿外旋、外展。操作者一般

站在患者右侧。

②严格遵守无菌原则,打开导尿包,用无菌镊子取碘伏棉球,以尿道口为中心进行常规会阴部消毒(男性患者消毒顺序:尿道口、阴茎头、阴茎,大腿上 1/3;女性患者消毒顺序:尿道口、大小阴唇、阴阜),男性患者翻转包皮消毒、女性患者分开大小阴唇消毒,消毒 3 遍,然后铺无菌孔巾。

③操作者左手垫无菌纱布后夹持阴茎,用拇指和食指分开尿道口,沿尿道注入 2% 利多卡因或利多卡因胶浆,冠状沟平面夹闭阴茎段尿道片刻。

④一般男性患者选择 12F～14F 的导尿管,左手按上述方法夹持阴茎,分开尿道口(对女性患者,操作者应用一只手分开大小阴唇,充分暴露尿道口),左手提直阴茎伸直尿道前弯曲,右手持无菌镊夹持导尿管,轻柔地将充分润滑的导尿管插入尿道,见尿液流出后再插入 2～3 cm,维持导尿管位置直至尿液引流干净后,缓慢抽出导尿管。

(3)注意事项:

①严格遵循无菌操作规范。消毒:由内向外螺旋式消毒。方纱覆盖阴茎底部,提起阴茎消毒。再消毒:消毒尿道口、阴茎头、冠状沟。无菌纱布裹住阴茎将包皮向后推,以显示尿道口,由内向外螺旋式消毒,每个棉球只能用一次。尽量不要触碰进入尿道和膀胱部分的近段导尿管,注意导尿过程中的手法姿势。

②尽量遵循无痛原则。首先操作尽量轻柔,其次可使用局部麻醉药物辅助,最后保证充分润滑导尿管,减少尿道摩擦引起的不适感以便顺利插管。

③操作者操作前应尽量充分了解患者病情(年龄、前列腺增生与否、尿道是否狭窄、尿道操作史,以及是否需要冲洗等),一次性导尿包里配置的导尿管多为 16F～18F 的导尿管,但间歇性导尿患者需要接受多次导尿,若可定制专用导尿包,一般男性选择 14F 单孔导尿管即可,女性可选择 12F 导尿管。

④应根据不同患者的病情,决定是否记录导尿时间及流出尿量。

⑤包皮过长且包皮口狭窄的患者,导尿术后应及时将包皮复位,防止包皮嵌顿。有包茎的患者选择间歇性导尿前需行包皮环切术。

(二)清洁性间歇性导尿

1. 定义

清洁性间歇性导尿是指选择清洁技术进行导尿操作,清洁技术仅需要干净的手套或不用手套(用肥皂和水清洗手部),干净但不是无菌的清洗液,清洁导尿管和一个干净的容器等。其在执行过程中,可以由患者本人或照护者进行,所使用物品不要求完全无菌,导尿管可一次性使用或重复使用,导尿过程也不需要无菌操作,仅需导尿前清洗操作者双手及患者尿道外口即可。对于可重复性使用的导尿管,需要每次导尿完成后用清洁水将其彻底清洗干净,并晾干备用。每根导尿管在家里的使用时间最好不要超过 1 周,在医院里需单次使用。

这种导尿方法患者可以居家独立完成,甚至在一定的社交场合也能在合适的地方从容进行,不需要无菌器材,导尿管也可以在一定程度上重复使用,大大简化了操作,降低了治疗费用,因此得到了许多患者的认可。相对于医院环境,患者家庭、工作场所等外周环境中的条件致病菌少,从实际使用来看,清洁性间歇性导尿的尿路感染率是否较无菌性间歇性导尿的尿路感染率高尚无定论,因而这种方法也广为使用。

施行清洁性间歇性导尿前,操作者应和患者及其家属充分沟通,帮助患者充分理解间歇性导尿的目的和程序,以及配合治疗的重要性。若因患者年龄、体位、上肢活动能力等因素,患者不能自己完成导尿操作,可由有经验的家属掌握这些技术,协助完成导尿操作。患者还需要接受专业人员的培训,包括洗手方法、尿道外口的清洁技巧,导尿管的选择及清洗、风干储存方法等内容。在某些情况下,不宜使用清洁性间歇性导尿,如有症状性尿路感染等。

1. 男性间歇性导尿

2. 方法

导尿可以在家、工作场所及学校等地方完成。尽可能清洁周围环境,包括厕所、轮椅、淋浴器、床等。在任何情况下,物理环境都可能污染导尿管并增加感染的风险。对于间歇性导尿而言,应在清洁的环境中进行,如导尿前至少应确保操作区表面的清洁。在牢固、清洁和平整的物体表面创建无菌区域,如桌子、非织物椅子等。宠物可能是感染源及致病菌的传播媒介,建议将宠物从导尿区域移开。导尿相关物料使用前必须是清洁或无菌的;而任何重复性使用的物料,如导尿管、尿壶、储存容器/盖等,使用后必须彻底洗净和消毒,随后存放在干净且干燥的区域,远离飞沫、喷雾或意外可触碰到的风险区。

(1)导尿体位:没有肢体活动不便的男性患者可采取坐位或立位;女性患者可采用半卧位、坐位或蹲位。高位脊髓损伤需要照护者辅助导尿的患者可采用侧卧位。无论是男性患者还是女性患者,其胯部都要高于马桶或使用集尿容器。

(2)自我间歇性导尿的培训:

①对男性患者自我间歇性导尿的指导较为简单,患者取坐位或立位,须用水溶性润滑糊剂润滑导尿管。一只手将阴茎向上抬起一个角度,包皮较长者将包皮翻起,另一只手将导尿管插入尿道口,顺势将导尿管轻柔地向内插入,直至有尿液流出,再稍插入 1～2 cm,维持该位置直至完全排空膀胱,轻柔地向外拖出导尿管。

②女性患者用肥皂及清水洗手及阴部,拭干。在检查台上取半卧位,大腿弯曲、双膝外展以暴露阴道口和尿道口,检查台头端摇高数尺,使患者能从放在检查台脚端的镜子中看见自己的会阴,分开阴唇,向患者指出阴蒂、尿道口及阴道口的位置。给患者一根清洁的 14F 导尿管,指导患者将其放入尿道口,进而送入膀胱

内，排空膀胱。

（3）男性患者自我间歇性导尿的操作：

①准备导尿所需器具：消毒药巾（或肥皂水软布和一块拭干的软布，或大的生理盐水棉球）、毛巾、集尿器皿（不在卫生间内导尿时使用）、亲水性的润滑胶（或含利多卡因等药物成分的润滑止痛胶）、14F 导尿管等。

②洗净双手，在床上或卫生间内选择一个舒适的体位或姿势。如在床上导尿，可在臀部下垫一条毛巾以免打湿床单。

③包皮较长的男性撸起包皮，从尿道开口向四周环形清洁尿道外口三次。可以使用大的生理盐水棉球或消毒药巾（图 7-1）。

④在导尿管顶端 4～5 cm 处涂上润滑胶，或含利多卡因等药物成分的润滑止痛胶（图 7-2）。涂胶的部位不宜太长，否则难以把持导尿管进行操作。

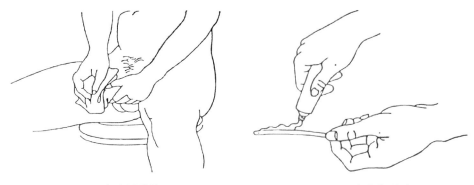

图 7-1　清洁尿道外口　　　　　　　　　图 7-2　涂上润滑胶

⑤用非惯用手将阴茎向上抬起一个角度，使尿道呈 J 形，以利于导尿管的插入。

⑥用惯用手捏住导尿管插入尿道外口，沿尿道的走向顺势将导尿管插入 15～20 cm（图 7-3）。

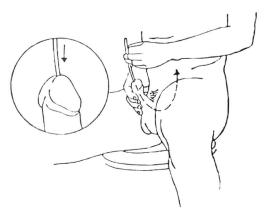

图 7-3　插入导尿管

⑦当有尿液流出后,再稍插入1~2 cm,维持导尿管原位,并将阴茎恢复自然位置,直至尿液排解干净(图7-4)。当尿线呈滴状时缓慢抽出导尿管。若在向外拖管的过程中又有尿液自导尿管流出,则将导尿管留在原位,直至尿液再次排尽再缓慢拖出导尿管。用生理盐水棉球或湿纸巾擦拭局部,将包皮复位。

⑧在温肥皂水中清洗导尿管,清水冲洗干净,于空气中晾干,置入干净、干燥的盒内备用。

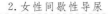

2. 女性间歇性导尿

(4)女性患者自我间歇性导尿的操作:

①准备导尿所需器具:消毒药巾(或肥皂水软布和一块拭干的软布,或大的生理盐水棉球)、毛巾、集尿器皿(不在卫生间内导尿时使用)、亲水性的润滑胶、14F导尿管等。

②洗净双手,在床上或卫生间内选择一个舒适的体位或姿势。如在床上导尿,可在臀部下垫一条毛巾以免打湿床单。

③分开腿,显露尿道外口,必要时可以用镜子帮助显露。分开阴唇,用大的生理盐水棉球或消毒药巾从前向后清洁尿道外口。每次用一个棉球或一块消毒药巾(图7-5)。女性尿道口消毒有两种不同方法:一是先消毒尿道口,再消毒左右两侧小阴唇(简称:内至外);二是先消毒左右两侧小阴唇,再消毒尿道口(简称:外至内)。卢惠容等通过分析妇科患者的试验资料,对比两种消毒方法对尿路感染的影响,结果提示两种方法导致感染的发生率较接近($p > 0.5$),因而作者认为两种消毒方法均可应用。

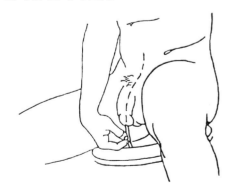

图 7-4　维持导尿管原位

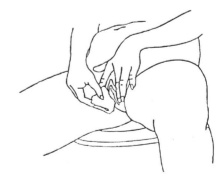

图 7-5　清洁尿道外口

④在导尿管顶端2~3 cm处涂上润滑胶(图7-6)。

⑤用非惯用手分开阴唇。

⑥用惯用手捏住导尿管插入尿道外口,向上向前方向推进导尿管(图7-7)。女性尿道口的正常解剖位置在阴蒂的下方、阴道口的上方,当分开大小阴唇,充分暴露外阴时,可见其间正中位置有一灰白色的小口,为矢状窦。

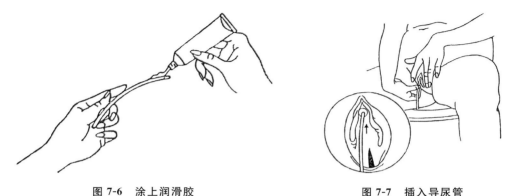

图7-6 涂上润滑胶   图7-7 插入导尿管

⑦当有尿液流出后,维持导尿管原位,直至尿液排解干净。当尿线呈滴状时缓慢抽出导尿管。用生理盐水棉球或消毒药巾擦拭局部。

⑧在温肥皂水中清洗导尿管,清水冲洗干净,于空气中晾干,置入干净、干燥的盒内备用。

(5)婴幼儿间歇性导尿的注意事项:对婴幼儿或儿童患者来说,不但有性别差异,而且解剖结构细小,更需要特别小心。操作时,男孩包皮不能上翻是个正常现象,所以不能强行将包皮推后暴露尿道口,以免造成包皮黏膜损伤、包皮嵌顿。男孩有包茎时尿道口不能暴露,可采取盲插法,即将阴茎提起,导尿管顺着尿道系膜隐带方向插入尿道口。如在导尿时导尿管插入顺利,插入长度已达到要求,没有盘曲在尿道的情况下,未见尿液引流出,可轻按压膀胱使尿液流入导尿管以达到确认导尿管在膀胱的目的。女孩导尿时应分清阴道口和尿道口,如不易辨清时可轻轻按压耻骨联合上膀胱区,观察尿液流出方向以辨别尿道口。

(6)间歇性导尿临床咨询委员会教学清洁性间歇性导尿方法指南:医务人员接受导尿的培训,再传授给患者。但医务人员接受的培训都是无菌的导尿操作,虽然在导尿技巧上有一定的帮助,但自我间歇性导尿常常为患者在家中自己完成的清洁性导尿,医务人员按无菌性导尿的方法教导患者,不一定能取得很好的结果。美国的间歇性导尿临床咨询委员会(CABIC)提出了一个教导患者进行清洁性间歇性导尿的方法指南,见表7-1。

表7-1 间歇性导尿临床咨询委员会教学清洁性间歇性导尿方法指南

步 骤	注 意 事 项
收集物品	选择恰当类型和大小的导尿管、排尿容器、清洁剂,以及其他需要的物品

续表

步　骤	注　意　事　项
选择位置	尽可能清洁周围环境,包括厕所、轮椅、淋浴器、床等。导尿可以在家、工作场所及学校等地方完成
洗手	可以用肥皂和水洗手,或用含有酒精的凝胶进行手消毒
准备物品	用润滑胶润滑导尿管,或用水化的亲水导尿管
患者姿势	无论是男性还是女性,胯部都要高于马桶或使用集尿容器
清洁男性尿道外口	包皮较长的男性撸起包皮,从尿道开口向四周环形清洁尿道外口三次。可以使用肥皂和水,或不含香精的湿纸巾
清洗女性尿道外口	分开腿,显露尿道外口,必要时可以用镜子帮助显露。分开阴唇,用清洗布或不含香精的湿纸巾从前向后清洗尿道外口。每次用一块清洗布或湿纸巾
插入导尿管	插入导尿管至有尿液流出,再插入 3 cm,保持在这个位置上直至尿液引流完成
导尿管插入困难	对男性而言,可以将阴茎扶直使之与身体垂直。导尿管通过括约肌的时候患者可以深呼吸或咳嗽一下
当尿流停止时	缓慢抽出导尿管,以尽可能引流干净尿液
清洁局部,处理导尿管和其他物品,洗手	用肥皂和水,或湿纸巾清洁局部。男性将包皮复位

3. 导尿过程中的注意事项

（1）七步洗手法:七步洗手法是医务人员进行操作前的洗手方法,用七步洗手法清洁自己的手,清除手部污物和细菌,预防接触性感染,减少传染病的传播。间歇性导尿患者或照护者在进行操作前采用七步洗手法洗手,能更为彻底地清除手上的杂菌,最大限度地减小操作过程中带来污染的机会。

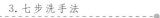

3. 七步洗手法

　　七步洗手法中规定洗手应在流水下进行,洗手前应先摘下手上的饰物再彻底清洁,因为若手上戴了戒指,会使局部形成一个藏污纳垢的“特区”,稍不注意就会使细菌“漏网”。手部应无伤口,剪平指甲。洗手前收好袖口,备好洗手液及其他导尿所需物品。洗手步骤如图 7-8 所示,每个步骤至少搓擦五次,双手搓擦不少于10 s。双手稍低置,流水由手腕、手至指尖冲洗,然后擦干。具体步骤如下。

第一步（内）：洗手掌　流水湿润双手，涂抹洗手液（或肥皂），掌心相对，手指并拢相互揉搓。

第二步（外）：洗背侧指缝　掌心对手背沿指缝相互揉搓，双手交换进行。

第三步（夹）：洗掌侧指缝　掌心相对，双手交叉沿指缝相互揉搓。

第四步（弓）：洗指背　弯曲各手指关节，半握拳把指背放在另一手掌心旋转揉搓，双手交换进行。

第五步（大）：洗拇指　一手握住另一手拇指旋转揉搓，双手交换进行。

第六步（立）：洗指尖　弯曲各手指关节，把指尖合拢在另一手掌心旋转揉搓，双手交换进行。

第七步（腕）：洗手腕、手臂　揉搓手腕、手臂，双手交换进行。

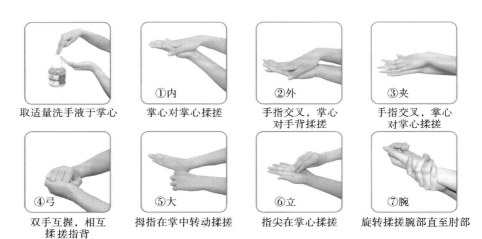

| 取适量洗手液于掌心 | 掌心对掌心揉搓
①内 | 手指交叉，掌心
对手背揉搓
②外 | 手指交叉，掌心
对掌心揉搓
③夹 |
| 双手互握，相互
揉搓指背
④弓 | 拇指在掌中转动揉搓
⑤大 | 指尖在掌心揉搓
⑥立 | 旋转揉搓腕部直至肘部
⑦腕 |

图 7-8　七步洗手法

通常情况下，间歇性导尿前洗手可以省略手腕的清洗，使用简易的六步洗手法。

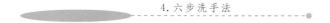
4.六步洗手法

（2）尿道外口消毒制剂

①碘伏：碘伏是一种以表面活性剂为载体和增溶剂的不稳定型络合碘，碘载于活性剂形成的胶粒束中央，在水中逐渐溶解。消毒机制是使细菌的蛋白质发生变性而失去活性，具有广谱杀菌作用，可以杀灭细菌繁殖体、芽孢、真菌、原虫和部分病毒。其因消毒效果肯定、不着色、使用方便而广泛用于临床。但碘伏是一种含碘的表面活性剂，也具有碘对皮肤、黏膜产生刺激，引起过敏反应的特性，也有外用碘伏引起皮疹、黏膜肿胀、痛痒、甚至休克的报道。有文献报道碘伏过敏与其

浓度、接触时间有关。但值得注意的是,碘伏对膀胱及尿道黏膜有一定的刺激性,尤其是较高浓度的碘伏。程红艳报道 0.25％碘伏溶液作为行导尿术会阴护理的消毒剂,消毒效果好,局部刺激小。

②聚维酮碘:碘与表面活性剂聚维酮结合而形成的松散络合物,具有广谱的抗微生物作用,对细菌、芽孢、真菌、衣原体、支原体、病毒均有杀灭效果,其性质稳定、气味小、毒性低、无过敏、对黏膜无刺激性。与 0.3％碘伏溶液相比较,5％聚维酮碘溶液杀菌效果不易受到血液、脓液、肥皂和 pH 的影响,因此,杀菌效果优于碘伏。聚维酮碘溶液能逐步释放出碘而发挥长效抗菌作用,对细菌、真菌、病毒均有效,其作用机制是使菌体蛋白变性、死亡。其在消毒浓度下对人体无毒副作用,无致突变、致畸等作用,不易产生过敏反应,即使是对碘过敏的患者,也很少发生过敏症状。

③新洁尔灭:新洁尔灭一般指苯扎溴铵,为阳离子表面活性剂类杀菌剂,能改变细菌胞质膜通透性,使菌体胞质物质外渗,阻碍其代谢而起杀灭作用。对革兰阳性菌繁殖体杀灭作用较强,对铜绿假单胞菌、抗酸杆菌和细菌芽孢无效。能与蛋白质迅速结合,遇有血、棉花、纤维和其他有机物存在时,作用显著降低。皮肤、黏膜消毒用 0.1％苯扎溴铵溶液,这是一种低效消毒剂,消毒作用不可靠,常规的局部清洁难以达到临床要求,因此其作为尿道外口的消毒制剂并不常用。

④其他:也有间歇性导尿患者导尿前用无菌生理盐水将大的无菌棉球湿透,再用这种棉球以尿道外口为中心向外擦拭尿道外口 2～3 次,然后进行导尿,生理盐水虽然不能直接杀死尿道外口微生物,但通过擦洗,可以最大限度地清除尿道外口的病菌,减少感染的发生,且生理盐水易保存,对患者的刺激性也小,患者易于接受。也有患者用不含香精的消毒湿纸巾擦拭消毒尿道外口。现在也有商业公司提供的各种喷雾消毒剂,简单易行,可以按其要求的步骤进行操作。

(3)腹部压力的控制:刚插入导尿管的初始阶段不要进行腹部按压,此时由于膀胱涨满,施加压力会导致膀胱内压急剧上升,增加尿液反流的风险,而且此时施压腹部有感觉的患者会感到疼痛不适。可待膀胱变得松软后开始轻微施压,随后随着膀胱内压的逐渐降低(尿流变缓慢,尿线变细),施加的压力要逐渐加大,但压力要以患者能忍受、不引起腹部的损伤为度,施加的压力使尿流变急、变粗表明压力施加有效,导尿到结束阶段,部分患者导尿管里会出现残渣,此时施压的手不能松开,待导尿管内残渣不再流出,拔出导尿管后再松开加压的手,否则由于压力的解除,膀胱负压增大会使残渣与尿液回流入膀胱。

(4)导尿管位置的调整:在导尿过程中出现尿流变慢、变细时如腹部施压也未能使尿流变急、变粗,可转动导尿管,使导尿管头部的侧孔在膀胱内变换不同的角度,并改变导尿管插入膀胱的深度(插进或拔出少许),使导尿管头部再次浸在尿液面下,当采取上述措施至尿流恢复,或尿流变急、变粗时,导尿管就保持在此位置(保持插入的长度和角度),继续引出尿液,当再出现尿流变慢、变细时再采取上述措施,反复几次均无尿液流出,表明膀胱内尿液已基本导干净,如患者可变换体位,可在导尿最后导尿管拔出前适当变换体位,把床头摇高。

拔出导尿管时整个导尿管水平面要低于尿道出口平面,此时加压部位的手要一直保持原来的施压状态。

(5)导尿体位:间歇性导尿时需要尽量将尿液排解干净,否则剩余尿的存在会增加尿路感染的机会。然而不同体位下导尿后的剩余尿量可能不同,导尿时若患者能坐起,可采取半卧位或坐位,男性患者如能站立可采取立位导尿(自导),平卧位比坐位或立位导出的尿量可能要少 50~150 mL。张丽芬等研究发现脊髓损伤患者行间歇性导尿时在平卧位下进行导尿的剩余尿量最多,导尿的最佳体位为90°直坐位,在直坐位下导尿膀胱排空得最彻底,剩余尿量最少。对于不能实现直坐位的患者,可以选择在 45°半坐位下进行导尿。对下肢痉挛较重的患者可选用侧卧位,此体位下导尿可减轻刺激,避免诱发痉挛加重。

(6)导尿时遇到尿道痉挛的处理:在导尿的过程中如患者出现痉挛,不要在腹部施压,避免痉挛加重。如男性患者由于痉挛导尿管插入困难,可等痉挛过后选择管径稍细一点的导尿管多加润滑剂快速插入,在插至尿道前列腺部稍感阻力时向上稍向腹壁方向提起阴茎,此时阻力会变小,易于插管。阻力过大难以插管时不能反复强行插管,否则会导致尿道出血,痉挛加重。此时可采取手法抑制痉挛,或用药物控制痉挛。

(7)导尿管的选择:一般选用 12F~14F 导尿管,根据患者尿道的直径尽量选择粗一点的导尿管,有利于残渣的排出,导出的尿流更粗,缩短导尿时间。对于男性而言,太细的导尿管会减少导尿管纵向力量的传递,增加导尿操作的难度。

(8)女性月经期导尿:女性月经期可采取留置导尿管,尿液能部分解出的患者可减少导尿次数。

4. 导尿过程中遇到的问题

在导尿过程中遇到下列问题,应及时联系专业医生处理。

(1)血尿:若只是偶尔少量出血,可不必过虑。但如果是持续性出血,或出血增多,患者必须及时到医院就诊。

(2)插管困难:患者放松,稍后充分润滑导尿管,动作轻柔地重复插管,若仍插入困难,需寻求专业人员的帮助。年龄较大的男性有可能有前列腺增生,可以使用顶端略呈弧形的弯头导尿管,导尿时弯头朝上,导尿管更容易通过尿道前列腺部。

(3)尿液混浊、有沉淀物、有异味,或出现尿痛:到医院检查有无尿路感染。

(4)排空膀胱后导尿管拔除困难:有可能是由于膀胱痉挛,患者放松一会儿后,再尝试拔管。

(5)便秘可能会引起肠道压力升高,影响导尿的引流效果。维持正常的肠道功能,可考虑补充高膳食纤维含量和富含水分的食物。

(6)妊娠期间尿道长度会发生变化,部分孕妇可能需要改变导尿体位和重新选择适合的导尿管。

（三）无接触式间歇性导尿

无接触式间歇性导尿技术实际上是前述两者技术的融合和补充，这种技术操作时，可以不用无菌操作消毒尿道外口，仅按清洁技术进行擦拭或清洗，但需要使用一次性独立无菌包装的导尿管，借助导尿管外包装或无菌牵引辅助件如无菌镊子，将导尿管插入膀胱导尿。在操作过程中，操作者要注意，用于握持导尿管的包装部分不可与尿道接触。有条件的患者，最好使用一次性的带有润滑胶的聚氯乙烯（polyvinyl chloride，PVC）导尿管，因为用这种导尿管操作时患者感觉更为舒适，并能降低尿路感染和外伤的发生概率。具体方法因导尿管、导尿管组套及各地区操作规程的不同而有所差异。

这种导尿技术也需要对操作者进行培训，但这个操作过程为简化版的无菌性间歇性导尿术，降低了全部使用无菌用品导尿的费用，患者可以自己在家中完成，也可以携带无菌包装的导尿管外出使用，并可能会减低导尿操作过程带来的尿路感染风险。Hudson 等通过体外研究证实采用非接触技术在减少间歇性导尿管的外部污染方面具有显著的优势。

三、不同间歇性导尿技术的临床应用

经过近 50 年的发展，无菌性间歇性导尿、清洁性间歇性导尿和无接触式间歇性导尿均在临床上广泛使用，但哪一种方法更为优越尚无定论，特别是无接触式间歇性导尿是近几年出现的新的操作方法，尚缺乏大规模的临床观察报道。

Prieto 等对长期使用间歇性导尿管理膀胱排空功能的 31 个文献报道（13 个随机对照研究和 18 个随机交叉研究）进行荟萃分析，涉及纳入标准、比较方法，尿路感染/菌尿、其他并发症发生率以及参与者评估结果等方面的内容。作者发现这些临床研究的随访、尿路感染定义等多个指标缺乏统一标准，文献报道的数据无法合并，各个研究之间的结论无可比性，因而无法从这么多临床研究中得到一个较权威的倾向性结论，如尿路感染、血尿等并发症的发生率，参与者满意度是否受到无菌性或清洁性间歇性导尿的影响尚未确定。对于接受间歇性导尿的患者而言，导尿管的选择及导尿方法的采用取决于个人喜好、成本、便携性和易用性。

在理想条件下，膀胱是一个无菌的体腔，所以任何进入膀胱的异物均需谨慎考虑，最好应该是无菌的。最佳临床实践应是每次导尿均使用无菌导尿管和无菌润滑胶，尤其是在医院和社区医疗环境中时。欧洲泌尿外科学会（EAU）关于神经源性膀胱功能障碍的治疗指南推荐选择消毒导尿操作（技术要求介于无菌操作和清洁操作之间），是基于对泌尿系统感染发生率、实用性和经济性的综合考虑的结果。在 EAU 指南中，消毒导尿技术要求导尿管无菌、进行外阴消毒和使用无菌的润滑胶。一般认为，导尿技术的选择取决于导尿的实施地点、操作人员及地方政策。手术室推荐选择完全无菌操作；医院环境推荐选择相对无菌/无接触式技术，避免交叉感染；在社区环境中，清洁/无接触式技术是安全、有效的方法，不会增加症状性尿路感染的发生概率。

主要参考文献

[1] 陈忠,崔喆,双卫兵.神经源性膀胱[M].北京:人民卫生出版社,2009.

[2] 李卫卫,金娟.神经源性膀胱间歇性清洁导尿的进展[J].中华现代护理杂志,2013,19(5):616-618.

[3] Fowler C J,O'Malley K J.Investigation and management of neurogenic bladder dysfunction[J].J Neurol Neurosurg Psychiatry,2003,74(Suppl 4):iv27-iv31.

[4] Jamil F.Towards a catheter free status in neurogenic bladder dysfunction:a review of bladder management options in spinal cord injury(SCI)[J].Spinal Cord,2001,9(7):355-361.

[5] Lapides J,Diokno A C,Silber S J,et al.Clean intermittent self-catheterization in the treatment of urinary tract disease[J].J Urol,2017,197(2S):S122-S124.

[6] Kochakarn W,Ratana-Olarn K,Lertsithichai P,et al.Follow-up of long-term treatment with clean intermittent catheterization for neurogenic bladder in children[J].Asian J Surg,2004,27(2):134-136.

[7] Di Benedetto P.Clean intermittent self-catheterization in neuro-urology[J].Eur J Phys Rehabil Med,2011,47(4):651-659.

[8] Bardsley A.Intermittent self-catheterisation in women:reducing the risk of UTIs[J].Br J Nurs,2014,23Suppl 18:S20-S29.

[9] Hudson E,Murahata R I.The "no-touch" method of intermittent urinary catheter insertion:can it reduce the risk of bacteria entering the bladder?[J].Spinal Cord,2005,43(10):611-614.

[10] Prieto J A,Murphy C,Moore K N.Intermittent catheterisation for long-term bladder management(abridged cochrane review)[J].Neurourol Urodyn,2015,34(7):648-653.

[11] 卢惠容,梁宝卿,黄少霞.女性导尿术尿道口两种消毒方法的细菌学实验比较[J].护士进修杂志,1996,11(6):14.

[12] 程红艳.碘伏用于导尿术前会阴部消毒护理的最佳浓度探讨[J].中国社区医师,2015,31(15):135,137.

[13] 周娟,王艳.聚维酮碘与碘伏溶液在尿动力学检查中的消毒效果比较[J].西南国防医药,2017,27(10):1107-1108.

[14] 留建妹.碘伏与新洁尔灭预防长期留置尿管并发尿路感染的疗效比较[J].中国药业,2011,20(21):70-71.

[15] 张丽芬,敖丽娟,郑琳,等.体位对脊髓损伤病人间歇性导尿后膀胱内残余尿量的影响[J].护理研究,2011,25(9):2499-2450.

第八章　导尿管在间歇性导尿
中的应用

间歇性导尿是一个有效的临床治疗手段,其正确恰当的实施有赖于导尿管及其配件的合理选择,以及一系列标准操作程序。为了便于理解本章内容,我们对本章涉及的部分术语进行如下解释。

无菌操作(aseptic technique):导尿操作选用无菌手套、单次使用的无菌导尿管、无菌冲洗液和无菌排水盘等。

清洁操作:使用清洁手套(或者导尿者不用手套自行导尿),非消毒性的清洗液,在引流尿液过程中使用干净容器。需要强调的是,无菌操作总是用单次使用的无菌导尿管,而清洁操作选用的是无菌导尿管或清洁(多次使用)的导尿管。

无菌导尿管:导尿管从无菌包装袋取出,单次使用。有涂层导尿管指预置亲水或其他润滑涂层,以取代单独包装的润滑剂。有涂层导尿管不推荐多次使用,因而定义为单次使用的无菌导尿管。

清洁导尿管:无菌导尿管清洁后重复使用,典型的清洁方法为用肥皂和清洁流水将之清洗干净并在空气中晾干。这种导尿管没有预置涂层,导尿操作前需用润滑剂充分涂抹。

单次使用亲水涂层导尿管:预置亲水涂层,在使用前需用水激活涂层;或预置的亲水涂层已经再水化并储存在无菌生理盐水中,仅供单次使用。

单次使用预置凝胶涂层导尿管:这种导尿管已经预先用润滑胶润滑,可直接使用。

软橡皮导尿管:每次使用完后清洗干净的橡皮导尿管,能够反复使用。使用时需要以水为基础的润滑剂或局部麻醉凝胶润滑剂帮助插入尿道。

第一节　导　尿　管

正如本书第一章所述,导尿管的发明及广泛应用经历了漫长的发展过程。最初广泛使用的导尿管由橡胶或乳胶制成,但基于一些原因,如患者对其过敏、导尿管过硬、插入困难等,这种类型的导尿管在临床应用逐渐减少。过去 20 年,导尿管的材质有了很大改进,以导尿管润滑涂层技术的进步最为突出。对于脊髓损伤患者而言,需长期甚至终生借助间歇性导尿排空膀胱,所以导尿管的材料对患者坚持正确的间歇性导尿有较大的影响。临床医生在推荐使用导尿管前应充分了解导尿管的产品特性及不同材质导尿管的适用人群。另外,长期间歇性导尿患者并发症常见于间歇性导尿操作数年之后,选用最佳的导尿管及导尿方式,可最大限度地减少或延缓潜在并发症的发生。

在新型材料的出现和设计工艺的改进下,不同生产厂家为临床提供了种类繁多的导尿管以满足不同患者的个体化需要,以期通过导尿管的合理化选择和正确使用尽可能降低并发症出现的概率。与其他医疗器材一样,导尿管的使用必须遵照生产厂家提供的说明和建议,以降低产品责任风险。理想的间歇性导尿管应满足以下条件:①清洁无菌:当条件限制或需要重复消毒无亲水性涂层的导尿管时,可采用以下方式:用抗菌液浸泡、放在水中煮沸、橡胶导尿管放在纸袋中用微波消毒等。②导尿管材质具备良好的生物相容性:硅胶导尿管和聚氯乙烯类导尿管产品的生物相容性较好,细胞毒性小,头端较硬,便于顺利通过尿道插入膀胱或储尿囊,且管壁柔韧,对黏膜刺激小;硅化乳胶导尿管、塑料导尿管毒性中等;橡胶尤其是白橡胶导尿管具有较大的毒性。③由高保形性材料制成,柔软易弯曲。④无创伤,粗细适宜,患者可根据自己的年龄、性别选用不同型号导尿管。⑤即取即用。

一、导尿管的材质

常见的导尿管材质有医用级聚氯乙烯(PVC)、乳胶、橡胶和硅胶,可一次性使用或重复使用,其中以聚四氟乙烯、全聚硅酮、硅胶及其合成品为佳。近年上市的聚氨酯、热塑性聚烯烃导尿管是更新一代导尿管,部分发达国家已经开始推广应用。一次性使用导尿管用后即弃,使用更为便捷;可重复性使用的导尿管在使用后需要进行清洗、干燥和消毒处理,同时考虑到交叉感染的风险,一次性使用导尿管仍然是较好的选择。

1. PVC 导尿管

PVC 是一种热塑性聚合物,价格便宜、经久耐用且柔软性好,一次性使用导尿管通常采用医用 PVC 材料制造,材质对身体的安全性已经得到长期的临床证实,可放心使用。一次性使用导尿管的独立灭菌包装也能较好地保持产品的无菌性,易于随身携带,使用时也可做到无须用手直接接触导尿管。PVC 导尿管质地稍硬,易于自我操作,导尿管前端增加排放孔,能彻底排清剩余尿,管体呈透明状,导尿过程中能观察到尿液的颜色、性状,及时发现尿液异常(如颜色、透明度、有无沉淀絮状物等),从而提早判断尿路感染的风险,且经济实惠,是目前间歇性导尿常用的导尿管之一。导尿管软硬度可通过水温调节;前端小孔抛光处理,不会损伤尿道黏膜;导尿管尾端连接阀用不同颜色编码标识,有助于区分导尿管的规格,并可借助连接阀与引流袋连接,方便尿液管理。

尽管 PVC 价格低廉,生产厂家也会根据其预期用途,调整材料的软硬度,以合适的硬度、稳定性和抗弯性满足个体需求。但由于 PVC 材质较坚硬,PVC 导尿管使用时患者有时仍有不适感,特别是男性患者,而且还可能引起皮肤过敏和全身变态反应,使很多患者感到不适。PVC导尿管的生产,需要添加增塑剂,如邻苯二甲酸酯,以增加导尿管的柔软度,若采用燃烧的方法损毁导尿管,燃烧过程中会释放出有毒的烟雾(氯化氢),所以使用PVC导尿管不可避免地存在PVC环境污染问题;同时,邻苯二甲酸酯具有致癌和生殖系统毒性的风险已有研究报道。所以,基于患者健康安全和环境保护的考虑,含有PVC和邻苯二甲酸酯材质的医用耗材在临床中的使用有逐渐减少的趋势。

2. 聚醚嵌段酰胺(PEBA)导尿管

PEBA是一种不含聚氯乙烯和氯化物的环保材料。它有一系列的优势,如耐用、抗扭曲和抗剪力,兼具灵活柔软和耐化学物质等特性。PEBA导尿管的生物相容性优于很多PVC导尿管。

3. 乙烯-醋酸乙烯酯共聚物(EVA)导尿管

EVA是一种柔软性和弹性近似弹性材料的聚合物,而且它还能像其他热塑性塑料一样加工。该材料的清晰性高,光泽度好,具有不透气性、低温韧度好、耐环境应力开裂性高和抗紫外线辐射等特点。EVA几乎或根本无味,与橡胶和PVC相比有竞争优势,因为不含邻苯二甲酸酯,所以属于环境友好型材料。

4. 硅胶导尿管

硅胶是可用的生物相容性非常好的合成材料之一,其毒性和组织炎性反应小。硅胶导尿管还具有其他一系列特性,如无味、防水、抗氧化、耐高温和绝缘等。此外,因硅胶硬度较高,在外径相同的情况下,用硅胶制成的导尿管管壁相对较薄,因此能够提供更大的引流空间。与PEBA导尿管一样,硅胶导尿管也具有耐化学性,纯硅胶导尿管相对于乳胶导尿管而言对尿道黏膜刺激和损伤小、血尿发生率低,能避免患者的不适和疼痛感。

可重复性使用的导尿管基本上采用硅胶材质,具备很好的生物相容性,导尿安全性良好,且硅胶材质的柔软度比PVC材质更优,更容易消除患者对导尿的恐惧感。导尿管表面生物膜形成是导管相关性感染的主要原因,纯硅胶导尿管表面不易形成细菌生物膜,故尿路感染发生率低。有研究表明,使用橡胶导尿管进行导尿发生尿路感染者占22%,而使用硅胶导尿管进行导尿发生尿路感染者仅有2%。

但可重复性使用的导尿管在使用后需要进行清洗和消毒操作,在不用时需置于消毒液中保存,这就对患者清洗与消毒的有效性及依从性提出了挑战。

5. 聚氨酯导尿管

聚氨酯(polyurethane,PU)是一种氨基甲酸酯高分子聚合物,兼顾了柔软和弹性的特性。PU在不添加增塑剂的情况下确保了导尿管的柔软度,为间歇性导尿管提供了必要的产品特性。因为其不含PVC和邻苯二甲酸酯,所以其焚烧时不会释放出有毒的烟雾。

6. 热塑性聚烯烃导尿管

热塑性聚烯烃(thermoplastic polyolefin,TPO)是一类家用塑料的总称,来源于聚乙烯或聚丙烯。术语"热塑性塑料"指经过改性,以便在高温下加工的塑料。

7. 其他材料导尿管

二十多年前,临床上常用不锈钢(医用)或红橡胶导尿管进行导尿操作。如今,这类导尿管只在没有 PVC、PEBA 或硅胶导尿管的特殊情况下才被使用。对乳胶或橡胶过敏的患者需注意应使用不含橡胶的导尿管(即避免使用红橡胶导尿管)。

二、导尿管的型号与头端特征

1. 导尿管的长度

按照人体解剖学的标准,成年男性尿道长度为 $16\sim22$ cm,女性尿道长度为 $3\sim5$ cm。鉴于此,国际上通用的导尿管长度规格有三种,成年男性用 40 cm、成年女性用 19 cm 和儿童用 25 cm。实际操作中,不同的导尿场景对导尿管长度的需求也是不同的。如:女性患者卧床导尿时,导尿管过短容易导致接尿不便,弄脏/弄湿床铺,所以选用更长一些的男用导尿管会更合适;而对于坐在马桶上导尿的患者而言,导尿管过长不方便将尿液排入马桶,此时选择短一些的导尿管更合适等。

2. 导尿管的外径

不同型号的导尿管有对应的管径、长度及适用群体。选择合适的导尿管是成功导尿的关键,应选用尺寸足以自由引流但又能最大限度地降低创伤风险的导尿管,即能够使患者感觉舒适并充分引流排空膀胱内尿液是合理选择导尿管必须遵循的原则。一般用 Charrière(Ch)或法兰西规格(F)计量导尿管外径。它们与毫米的换算关系是 1 Ch(F)=1/3 mm,如 12F 的导尿管直径为 4 mm。

尚无随机对照试验能够明确最适合成年人或儿童的导尿管直径有多大。一般而言,在不损伤尿道的条件下。临床常选用直径足够大的导尿管以确保尿液引流通畅。导尿管的直径与尿道刺激症状和尿道损伤呈正相关。一般情况下,儿童常用 6F~10F 导尿管,成年女性常采用 14F~16F 导尿管,成年男性则选用 12F~14F 导尿管。

3. 导尿管的头端特征

按导尿管头端部分的不同,可将导尿管分为标准头端导尿管(也称为 Nelaton 导尿管)和弯曲头端导尿管(也称为 Tiemann/Coudé 导尿管)两类。

一般情况下标准头端导尿管头端呈直的状态,便于导尿管顺利通过尿道进入膀胱,对男性、女性和儿童患者均适用,尿液由导尿管近头端侧面的 2 个引流孔眼流入导尿管腔(图 8-1),随后尿液沿管径前行直至流出体外。

Tiemann/Coudé 导尿管的头端呈圆锥形且略弯曲,近头端处最多有 3 个引流

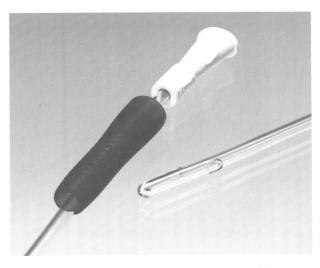

图 8-1　标准头端导尿管（Nelaton 导尿管）

孔眼。该类型导尿管头端质地较硬且成弧形，因而更容易通过尿道狭窄段，或前列腺增大患者的尿道膜部和前列腺部，对于那些有特殊适应证（如前列腺肥大、尿道狭窄）的男性患者，优先选择这种导尿管。使用时弯头朝上，便于导尿管顺利通过前列腺尿道弧度进入膀胱（图 8-2）。导尿属于侵入性操作，粗糙的导尿管会直接损伤尿道黏膜。因此，理想的导尿管需要具备管体足够光滑、摩擦系数低和引流孔口处足够圆润光滑等条件。一般来说，热熔技术处理的引流孔较冷冲孔更光滑。

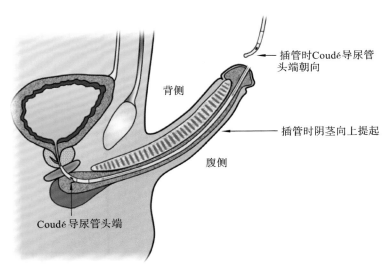

图 8-2　Coudé 导尿管

不同生产厂家提供的导尿管的头端形状和硬度稍有不同,如 Nelaton 导尿管属于标准导尿管,有一个易弯曲的软圆形头部,其近端较直,侧面有 2 个引流用的孔眼;基于舒适度考虑,孔眼一般会进行抛光处理(图 8-1);而 Tiemann 导尿管头部略呈弯状,顶端设计成球形,最多有 3 个引流孔眼,这类导尿管尤其适合前列腺梗阻的患者,斜角头部可保证导尿管在尿道腔内稳定前行(图 8-3)。

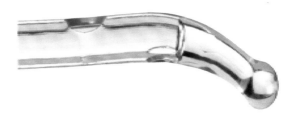

图 8-3   Tiemann 导尿管头端

三、导尿管的润滑

导尿管的充分润滑可最大限度地减少摩擦,在插入和移除导尿管时能保护脆弱的尿道黏膜,减少导尿相关损伤和出血发生的风险。目前,增加导尿管润滑度的方法主要有外用润滑剂或激活导尿管预置润滑涂层两种。

1. 外用润滑剂的导尿管(又称为无涂层导尿管)

间歇性导尿用的导尿管的材质可分为橡胶、乳胶、PVC 或 PU 等,绝大多数产品说明要求是可一次性使用,但也有患者会重复多次使用。在早年的临床实践中,为降低花费,国内外许多患者多重复使用一次性无涂层导尿管。这种无涂层导尿管使用时常选用含局部麻醉成分润滑剂,以降低导尿管和尿道黏膜之间的摩擦力,帮助导尿管顺利插入膀胱。

只有在确保导尿全程充分润滑的条件下,才能最大限度地保护男、女性患者脆弱尿道上皮的完整性。女性患者使用无涂层导尿管时,在插管前将润滑剂涂抹在导尿管头端约 5 cm 范围即可;而男性患者则必须将润滑剂缓慢注入尿道,而非抹涂在导尿管表面,这是因为导尿时绝大多数涂抹在导尿管表面的润滑剂在尿道外口处会被擦掉,因而在导尿过程中无法起到对尿道全程充分润滑的作用,后尿道段更窄、更脆弱的部分可能无法充分润滑。男性患者导尿操作时,可将 10~15 mL 润滑剂直接注入尿道,使其到达内括约肌或膀胱颈的位置。若因导尿环境/条件等客观原因,无法将润滑剂注入尿道,仍必须注意导尿管的充分润滑问题,可以建议成年男性患者将进入尿道的导尿管全段充分润滑,即在距导尿管头端 20 cm 左右至导尿管头端的全部导尿管表层涂抹润滑剂。

润滑剂按是否含局部麻醉成分分为两种,视患者情况选择。例如,四肢瘫痪的患者因躯体感觉缺失,一般来说无须使用局部麻醉凝胶润滑剂。另外,对于尿道感觉功能保留的患者而言,其敏感程度也是一个决定因素。舒缓患者的紧张情绪,待局部麻醉作用发挥后,可降低插管难度。男性患者导尿时使用局部麻醉凝胶润滑剂已得到公认,对女性和儿童患者也同样推荐使用。但有文献报道部分患者在使用含有局部麻醉凝胶润滑剂后发生过敏反应。所以必须详尽采集高风险群体病史,如心脏病史、癫痫病史、抗心律失常药用药史等,利多卡因过敏、尿道黏膜破损或尿道出血患者禁忌使用利多卡因凝胶润滑剂。

常用润滑剂有石蜡油、碘伏、水溶性凝胶等。

(1) 石蜡油:石蜡油是一种传统的用于导尿操作的润滑剂,是从原油中分馏所得到的无色、无味的混合物,一般被分为粗制石蜡油和精制石蜡油。粗制石蜡油在医学上被认为是"致癌物质";精制石蜡油常用在护肤品中,作为润滑保湿剂。由于用于润滑导尿管的矿物油也是石蜡油的一种,其不溶于水,不被尿道黏膜吸收,且易黏附,长期使用很容易残留体内从而引起一些并发症(如积聚在逼尿肌壁上的石蜡油极易诱发结石),因此石蜡油对尿道黏膜的影响也不容忽视。同时,润滑导尿管用的石蜡油虽然经过高压灭菌消毒,但放置时间长也容易造成污染。

导尿管表面充分润滑才能确保其顺畅插入尿道。常规导尿管表面用无菌石蜡油涂搽时难以确保导尿管全段均一、充分润滑,同时石蜡油也仅能短时间附着在导尿管表面;在插管的过程中,导尿管表面的润滑剂在尿道口处会被擦掉,石蜡油的润滑作用不断减小。由于无法满足导尿全程的充分润滑要求,导尿管和黏膜之间的摩擦力增大,易造成疼痛及尿道上皮组织破损;尤其是插管过程中男性患者尿道受刺激后会急剧收缩,未能充分润滑的导尿管更难以插入后尿道狭窄部位,导致插管困难的情况进一步加剧,随之形成了难以打破的"插管困难循环圈"。

(2) 碘伏:0.5%碘伏是以元素碘与高分子表面活性剂为载体和增溶剂的不稳定型结合碘,在制备 100 kg 的消毒液中含甘油 1~4 kg。0.5%碘伏是一种无毒、无味、无黄染、无刺激性的消毒杀菌剂,与皮肤、黏膜接触后,可缓慢释放碘离子,迅速杀灭细菌、真菌、病毒等病原微生物,目前用于皮肤、黏膜消毒,具有广谱杀菌作用,能杀灭芽孢。尿道口常见细菌有大肠杆菌、白色念珠菌、金黄色葡萄球菌等,在尿路感染的病原体中,有 1/3 与尿道口处分离的病菌一致。0.5%碘伏含有甘油,对用其润滑的导尿管表面有较强的吸附能力,在插管过程中可同时润滑尿道,减少了尿道与导尿管之间的摩擦力和剪切力,减少了对尿道黏膜的损伤。即使存在病原微生物,碘伏也可以在创面形成一层极薄的杀菌薄膜,缓慢而持久地释放有效碘,使细菌的胞质或胞膜内疏基、多肽和蛋白酶在数秒内被碘氧化,使其失活并丧失复制及遗传的功能,有效防止细菌通过尿道周围黏膜经导尿管管腔外上行到膀胱,可明显减少尿道、膀胱污染的机会。然而,其因使用后发生菌群失调、耐药菌株和过敏反应的风险高,已经不再被临床常规使用。

但也有文献报道,使用碘伏溶液代替石蜡油润滑导尿管,这样虽可降低院内尿路感染发生率,但碘伏实质上是一种消毒剂,润滑效果并不理想。尚无确凿证据支持其常规使用可降低尿路感染发生风险。通常,含消毒或抗生素成分的润滑剂不推荐常规使用。对这些药物及其中任何成分过敏的患者,禁忌使用这些类型的润滑剂。

(3)盐酸奥布卡因凝胶:盐酸奥布卡因凝胶的主要成分是盐酸奥布卡因,为白色的透明黏稠凝胶,有很强的表面麻醉作用且毒副反应小,该药渗透力较强,且吸收迅速,一般起效时间为 4 min,使用 8 min 后可有充分的麻醉效果,药效持续时间为 40 min 以上,且包装方便临床应用。目前临床上主要用于检查、小手术的表面麻醉及润滑止痛。

(4)其他:提倡使用水溶性润滑剂来润滑导尿管。水溶性润滑剂易溶于水,使用时清爽无油腻感,长期使用也不会在体内残留,生物相容性也更好一些,是间歇性导尿的优选润滑剂。其他少用的润滑剂还有含水和甘油的润滑剂、含氯己定(抗菌剂)的润滑剂、含麻醉剂力诺卡因/利多卡因的润滑剂等,一般无菌润滑剂均为一次性制品,打开包装后不得再重复使用。

2. 预置润滑涂层的导尿管

预置润滑涂层的导尿管是在导尿管表面通过特殊工艺结合一层水溶性高分子聚合物,充分吸收水分后膨胀并形成一层不易脱落的、有弹性的光滑水凝胶膜,类似泥鳅表面的生物膜,其超强润滑作用是普通导尿管的 10～100 倍,而且效果持久,因此也称这种导尿管为超滑导尿管。有这样一层水凝胶膜,导尿管表面变厚、变平、变光滑,在导尿全程可减少导尿管表面和尿道黏膜之间的摩擦。润滑涂层在导尿全程完整保留,确保对整个尿道都有润滑作用。由于其超强润滑作用,导尿管对尿道黏膜摩擦力减小到最低限度,从而减轻了患者的疼痛感,降低了尿道上皮组织损伤的发生率。由于其润滑效果持久,在导尿操作过程中,尿道受刺激痉挛的机会降低,插导尿管和移除导尿管的成功率远高于普通导尿管。有的导尿管涂层内含有抗生素成分,以期其在局部发挥抗菌作用,此类导尿管可能会带来一些临床问题,如抗生素过敏的风险、耐药菌株的增加及超级感染的可能,当前已不提倡使用。

亲水涂层导尿管使用方式便捷,操作简单。在插管前,只需将这种导尿管浸入无菌生理盐水中数秒就能达到充分润滑的效果。有的生产厂家提供一种自带无菌水包的预置亲水涂层的导尿管,使用时直接挤破单包装里的水包,使无菌水流出浸润管体,便能方便地激活亲水涂层。使用自带的无菌水包还能减小使用其他水源污染导尿管的可能性,降低尿路感染风险。目前,最新一代的超滑导尿管是即用型亲水涂层导尿管,包装内预置激活的亲水涂层导尿管,开袋即用,外出携带尤为方便。使用超滑导尿管无须涂抹润滑剂,规避了润滑剂选用不当引发尿路感染的风险;同时,亲水涂层改良了导尿管表面性状,通过生物相容性更好的弹性亲水涂层膜将导尿管和尿道黏膜隔离,有效地防止了导尿管接触尿道黏膜层后刺激性物质的析出,降低了炎性反应的发生概率。

目前,国内外学者都非常关注医用导尿管表面的生物相容性和润滑性能,为此都做了大量研究。根据改性过程中涂层与材料表面的结合方式可分为物理改性、化学改性、等离子体改性、光接枝改性等。近几年来，采用物理方法将聚乙烯吡咯烷酮溶液涂覆到导尿管表面形成亲水涂层的方法得到了广泛应用，且效果良好。聚乙烯吡咯烷酮（PVP）是一种常见的水溶性高分子，长期的临床试验表明其无毒，不参与人体代谢活动，不仅具有良好的生理惰性，还有良好的生物相容性。当与水性液体接触时，其本身带有的亲水基团会与水迅速结合溶胀，形成亲水凝胶，发挥出优良的润滑性和生物相容性。

超滑导尿管操作方法与普通无涂层导尿管类似，区别在于插管之前对管身的润滑，普通导尿管需要涂抹润滑剂，超滑导尿管则是激活导尿管表面涂层以起到润滑效果。多家公司生产了一系列自带涂层的无气囊导尿管。在导尿管表面制作的涂层分为两种，一种是预装有水或盐水或配有惰性透明水溶性凝胶，从包装袋取出导尿管后就能自行润滑（如 InstantCath Protect®、UroCath gel®、Actreen®、IQ-Cath® gel 等）；另一种是需在灭菌水中浸泡 30 s，使涂层材料活化后方能使用的干性涂层（如 LoFric®、EasiCath®、FloCath®、Hi-slip®、IQ-Cath®、Magic3®、VaQua™ 导尿管等）。预置润滑涂层的导尿管（如 Speedicath®）现也已在中国上市，进一步推进了现代护理标准的建立。

超滑导尿管的应用能显著减少尿道摩擦，降低尿道损伤和卡管的可能性，也能减少症状性尿路感染，是 CIC 的理想选择。该类型导尿管多为一次性使用，不宜重复使用。

四、导尿管组套

导尿管组套是导尿操作过程中的辅助器具，便于简化程序，进行无接触式插管操作，收集管理尿液等。

1. 导尿管持握管套

一次性使用导尿管应为无菌独立包装，医用无菌产品标准包装为纸塑袋包装，包装袋内、外两面由医用透析纸和塑料复合膜构成。医用纸塑袋经灭菌处理，具有极佳的安全性，同时保留了良好的透析性和灭菌后的阻菌功能。导尿管的塑料外层可以保证一次性使用导尿管始终维持在无菌状态。管周的持握管套可以用来辅助进行无接触式插管操作。

（1）无涂层导尿管：在使用独立包装的一次性无涂层导尿管时，可将外包装剪为前、中间、后三段，扯去前后两段的包装薄膜（即暴露前、后两段，保留中间段薄膜不褪去）。操作时用手握住中间段薄膜，完成操作。该操作方式可降低操作者触碰导尿管的可能，减少污染的机会。若需要润滑导尿管，可以用一只手握住导尿管的中段薄膜处，将润滑剂顺着薄膜段内边缘滴入 2～3 滴，随后将管道的末段固定住，另一只手固定住薄膜层，在保持直线运动的同时做螺旋式旋转，使薄膜内壁的润滑剂与导尿管外壁充分润滑。该方式避免了传统的将润滑剂直接涂抹在导尿管上容易造成润滑不充分的弊端。然而,医护人员应充分意识到,这种操作方法虽然具有一定的便捷性,确实能达到充分润滑导尿管的目的,却也存在着一定的风险,如剪刀剪导尿管包装时可能破坏导尿管的无菌性,若不小心还可能直接剪到导尿管造成导尿管的损坏而不得不更换导尿管。

(2)无自带水包的超滑导尿管:需外部水源激活导尿管表面涂层,一般选用纯净水或生理盐水。在靠近导尿管接口端撕开包装袋,将水缓慢注入包装袋内浸润导尿管,悬挂静置30 s,即可充分激活涂层。导尿时,将包装袋内的水从开口端倒进;随后将包装袋另一端撕开,将导尿管移出2～3 cm,进入尿道外口后手持导尿管的包装袋将导尿管逐段插入尿道直至头端抵达膀胱,再移除包装袋,导出尿液。

(3)自带无菌水包的超滑导尿管:只要挤破水包使无菌水流出便能轻松激活导尿管上的亲水涂层(图8-4),具体操作如下:

①将无菌水包朝塑料膜面方向对折,稍加用力将水包内的无菌水挤出。

②将超滑导尿管包装袋展开,轻轻地左右晃动,使无菌水充分、均匀地润湿管体。

③撕下超滑导尿管包装袋纸面上的双面胶蓝色菱形纸。

④将超滑导尿管双面胶贴面粘在光滑的平面上,如墙壁、洗手台侧面等。如墙上有挂钩,也可将超滑导尿管挂在挂钩上(注意悬挂时纸张朝向墙壁),静候大约30 s。

⑤30 s后亲水涂层被充分激活,将靠近导尿管接口端的包装袋撕开,将导尿管移出2～3 cm,进入尿道外口后手持导尿管的包装袋将导尿管逐段插入尿道直至头端进入膀胱,移除包装袋,导出尿液。

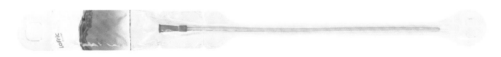

图 8-4　自带无菌水包的超滑导尿管

2. 导尿管的连接组件

一般来说,导尿管管径通过国际通用的标准接头颜色加以识别,但并非所有的生产商都会使用标准颜色编码。因此,在使用前务必确认产品包装上和产品本身的规格型号(表8-1、图8-5)。

表 8-1　导尿管连接组件标准颜色编码对照表

导尿管规格	颜　色	导尿管直径/mm
06	浅绿色	2.0
07	紫色	2.3
08	蓝色	2.7
10	黑色	3.3

续表

导尿管规格	颜色	导尿管直径/mm
12	白色	4.0
14	绿色	4.7
16	橙色	5.3
18	红色	6.0
20	黄色	6.7

注:导尿管直径指导尿管外径。

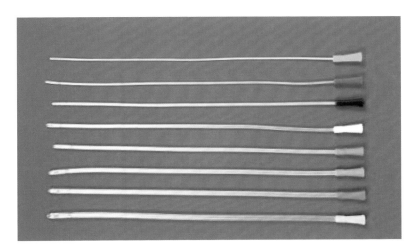

图 8-5　带有不同颜色连接组件的无气囊导尿管

3. 持握管套

有的一次性导尿管管周套有一个管状保护套,在导尿操作的时候可以手握保护套进行插管,避免手部直接触碰导尿管带来污染(图 8-6)。

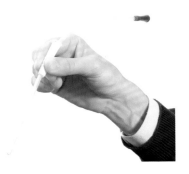

图 8-6　带有持握管套的导尿管

4. 钳夹辅助装置

对一些手部活动欠灵活或不协调的患者,可选用带有钳夹辅助装置的导尿管,钳夹辅助装置可帮助患者夹持导尿管进行导尿操作(图 8-7、图 8-8)。

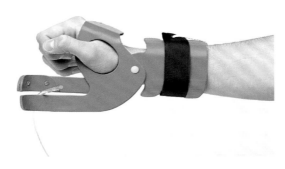

图 8-7　手腕辅助钳夹

5. 镜子

适用于女性患者,2 英寸(约 5 cm)的镜子附带便捷的折叠支架,可提高可视化效果,还可选择连接光源,有助于患者识别尿道口(图 8-9)。

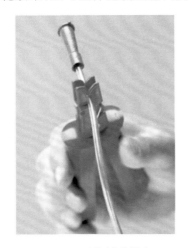 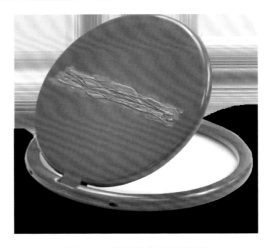

图 8-8　手指辅助钳夹　　　　　　图 8-9　带折叠支架的镜子

6. 导尿管完整套装

导尿管完整套装通常含有一根导尿管(适用于间歇性导尿)、一个集尿器/引流袋、一瓶润滑剂或导尿管涂层激活剂(干性预置亲水涂层的导尿管)。绝大多数与集尿器预先连接的导尿管,也可视为一个导尿管完整套装(又称为导尿管系统)。导尿管系统/完整套装适用于公共设施受限、密闭场地或空间受限环境,如飞机、建筑工地或卫生条件差的地区等,也特别适用于坐轮椅及俯卧位导尿的患者。

第二节　导尿管的选择

所有专用于间歇性导尿的导尿管都有男用和女用版,两者的差别主要是长度的差异。按使用频次可分为一次性使用导尿管和可重复性使用导尿管,依据导尿管是否自带涂层而需要选取不同的润滑方式。不同产品特性的导尿管对间歇性导尿操作的便捷性、患者的依从性、成本高低及相关并发症的发生率等的影响不同。

一、一次性及可重复性使用导尿管的选择

1. 一次性使用导尿管

（1）无涂层的一次性使用导尿管:导尿管表层无涂层,为了增加管壁的光滑度,使用时多需要使用润滑剂。有文献报道无涂层导尿管可增加尿道黏膜刺激、降低患者满意度、加大菌尿及长期尿道并发症的发生风险,然而尚缺乏充分的、高质量的临床研究证实。

（2）亲水涂层、即用型、预置凝胶或预装凝胶的一次性无菌导尿管:顾名思义,这类导尿管是一次性使用,导尿管预先或激活后可充分润滑,操作更为便捷,可减小对尿道黏膜的刺激和相关并发症发生的风险。

2. 可重复性使用导尿管

多项研究报道了可重复性使用导尿管在家用环境下的优劣势,这类导尿管的特点是由患者本人或照护者操作,导尿后将导尿管用干净流水冲洗干净,晾干后置入消毒液或干燥盒中备用(图8-10)。

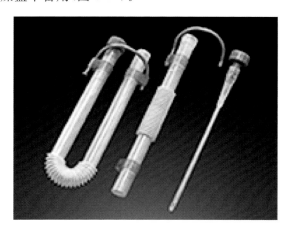

图 8-10　可重复性使用的女用导尿管

可重复性使用导尿管因为硅胶成本较高,两根管子交替使用,理论上可使用半年。但实际操作中受诸多因素的影响,导尿管的使用寿命少于半年。选择可重

复性使用导尿管在完成导尿操作后,还需要进行如下处理:①清洗:充分清洗导尿管,避免导尿管阻塞,导尿管开口处的清洗尤须注意。②保存:把导尿管置入消毒液中,使用前用冷开水冲净消毒液。每天要换一次消毒液。③消毒:每周要把导尿管放入开水中煮沸 10 min,也可用纸袋装好放到微波炉中消毒。

3. 间歇性导尿过程中导尿管的合理选择

导尿技术及导尿管的选择需由临床医生和患者依据临床判断来共同决定。虽然有些文献中提及了清洗技术的有效性和重复使用导尿管对患者依从性的影响,但现有资料未能提供明确的依据说明一次性或可重复性使用导尿管孰优孰劣(表 8-2),选择哪一种导尿管和导尿方式,还需要结合患者的病情、操作能力和经济条件全面权衡。

表 8-2　一次性使用导尿管和可重复性使用导尿管优缺点

	一次性使用导尿管	可重复性使用导尿管
优点	• 较少的准备工作 • 无菌包装 • 方便使用	• 较少的浪费和花费 • 使用者总是有可使用的导尿管 • 较少的导尿管需求
缺点	• 更多的导尿管需求 • 担心导尿管用尽 • 浪费多,开销大	• 更多的准备工作 • 携带用过的导尿管

到底是使用一次性使用导尿管还是可重复性使用导尿管,目前尚无一个很明确的结论。而在一些医疗中心,清洁性间歇性导尿由专门的膀胱管理团队负责,这已被证明能降低感染发生率。目前,无菌操作主要用于特定时期或类型的住院患者。多数情况下还是选用清洁性导尿技术。众所周知,导尿的基本原理是导尿必须尽量在无污染和无创的条件/方式下完成。无污染意味着手部清洁、使用非污染的导尿管和润滑剂以及导尿前应清洁尿道口区域等。最佳临床实践应是每次导尿均使用无菌导尿管和无菌润滑剂,尤其是在医院和社区医疗环境。欧洲泌尿外科学会(EAN)神经源性膀胱功能障碍诊治指南推荐选择消毒导尿操作(技术要求介于无菌操作和清洁操作之间),是基于对泌尿系统感染发生率、实用性和经济性的综合考虑的结果。

有研究报道,导尿管过多重复使用会增高菌尿症的发生率,但症状性尿路感染的发生率未见统计学差异。Schlager 等的前瞻性随机自身交叉对照研究中分析了 10 例间歇性导尿神经源性膀胱患儿,比较了一次性使用导尿管和可重复性使用导尿管对菌尿症的影响。结果显示,一次性使用导尿管并不能降低间歇性导尿患儿菌尿症的发生率。

但多数文献报道,应减少导尿管重复使用的次数,有条件的情况下应尽可能选择一次性使用导尿管,因为这可尽量降低尿路感染的发生率。Krassioukov 等报道来自 15 个国家 61 名外伤性脊髓损伤运动员,年龄为(35.5±7.7)岁,均选用清洁性间歇性导尿(CIC),每天导尿次数为(6±2)次。研究显示,在这些运动员中,年龄和每天导尿的次数并不会增高尿路感染的发生率,而导尿管的重复使用会增高尿路感染的发生率。83%的发达国家运动员从不重复使用导尿管,而仅27%的发展中国家运动员会选择一次性使用导尿管。相对而言,重复使用导尿管的患者尿路感染的发生率更高($p<0.001$),发展中国家运动员尿路感染发生率是发达国家运动员的 2 倍($p=0.027$)。

马来西亚的 Kanaheswari 等通过横断面交叉对照研究详细分析了可重复性使用导尿管使用次数与尿路感染的相关性。研究将 40 名间歇性导尿至少 3 年的神经源性膀胱患儿纳入研究,年龄范围为 2~16 岁。所有受试者均完成初始的尿培养,随后每个患儿继续进行 9 周 CIC。第一阶段每 3 周更换一次导尿管,紧接着进入第二阶段,每周更换一次导尿管,其他操作不变,每 3 周进行一次尿培养。结果表明,在研究初始尿培养中,有 65%(26/40)的患儿细菌培养阳性,但没有明显的临床症状。到第一阶段末细菌培养阳性率升至 74%,而到第二阶段末阳性率降至 34%。第一阶段和第二阶段 3 次尿培养均为阳性的发生率从 60% 降低至12.5%。在为期 18 周的观察窗内,没有新增的感染病例。研究提示,及时更换导尿管有助于减少无症状尿路感染的发生。作者还将可能涉及尿路感染的因素,如年龄、性别、施行 CIC 时间、CIC 的完成者(自我或他助)、每天 CIC 的次数、预防性抗生素的使用情况、抗胆碱能药物的应用情况、是否有膀胱小梁的发生、是否存在膀胱输尿管反流、是否有腹泻和便秘等进行分析,发现有膀胱小梁会增加无症状尿路感染风险,但预防性使用抗生素可降低无症状尿路感染的发生率。

Håkansson 通过文献检索后分析了两种不同导尿管在世界各地的使用情况,导尿管的重复使用现象在世界范围内仍普遍存在,特别是尚未将导尿管纳入报销范畴的国家,包括一些发展中国家和澳大利亚、加拿大及美国等。尽管尚无指南推荐可重复使用导尿管,但是包括一次性使用和可重复性使用导尿管在内,重复使用导尿管的比例可达 50%。可重复性使用导尿管的能使用次数、清洗方式,尚无定论。更多文献支持一次性使用亲水涂层导尿管可减少尿道损伤和感染的风险,使用该导尿管的尿路感染发生率为 40%~60%,但可重复性使用导尿管的尿路感染发生率为 70%~80%。

虽然临床医生认可 CIC 是一种安全、有效的导尿方法,但美国感染病学会认为从控制感染的方面来看,推荐使用可重复性使用导尿管尚缺乏证据依据。加拿大成人经尿道间歇性导尿指南也认为,预润滑的一次性使用导尿管对症状性尿路感染反复发作患者尤为适用,2A。2014 年,Prieto 等在 Cochrane 刊文间歇性导尿膀胱管理的长期使用系统性评价,这是神经系统疾病群体膀胱管理的重要文献之一。然而,近年许多临床医生对系统性评价内所涉及的观点提出了质疑并重新进行了分析,结果发现,该系统性评价因错误的数据选择、错误的数据析取、错误的数据分析以及使用过时的尿路感染定义而被撤回。再次分析发现,无菌导尿技术与其他导尿技术、一次性使用和可重复性使用导尿管,对尿路感染的发生率均无显著性差异,归因于受试者人数过少和研究持续时间过短或不明确。与 Cochrane 系统性评价结论相反,再次分析认为亲水涂层导尿管与其他导尿管相比,能显著降低尿路感染发生率。

在目前的临床实践中,一次性使用导尿管和可重复性使用导尿管都在使用。可重复性使用导尿管多用在社区环境,而一次性使用导尿管多推荐在医院使用以避免感染。考虑到交叉感染的风险,医院和居家条件下最理想的导尿管选择还是一次性使用导尿管,特别是应推荐使用无接触式技术和预润滑的一次性导尿管。2018 年 EAU 神经源性膀胱功能障碍诊疗指南也强烈推荐使用间歇性导尿作为无法有效排空膀胱患者的标准治疗方法,应尽可能选择无菌间歇性导尿操作技术。

二、亲水涂层及无涂层导尿管的选择

有涂层的导尿管摩擦系数大大降低,润滑稳定性良好,可能会降低尿道损伤与感染的概率。有证据支持神经源性膀胱患者,特别是脊髓损伤的患者,使用亲水涂层导尿管,其较普通 PVC 导尿管相比,安全性显著提高,患者的生活质量显著改善。导尿管表面的化学和物理特性与尿道创伤的风险密切相关。与无涂层导尿管相比,亲水涂层导尿管可显著减少尿道损伤(血尿),减小导尿管和尿道黏膜之间的摩擦力,最大限度地缓解疼痛。使用无涂层导尿管时,润滑剂对尿道黏膜的润滑功效与操作者的临床经验有关,若润滑剂在进入尿道口时发生大量流失(润滑剂堆积在尿道外口),将无法确保尿道全程的充分润滑。Lundgren 等在兔子实验中发现,使用同尿道有相同渗透压特性的亲水涂层导尿管对于降低摩擦力和减少尿道损伤非常重要。Waller 等在临床试验(男性)中也得出了同样的结果。Wyndaele 等评估了 39 例长期进行间歇性导尿的神经源性膀胱男性患者后证实,与传统导尿管相比较,亲水涂层导尿管使用更便捷,患者耐受性更佳,满意度更高;在使用传统导尿管出现问题的患者中尤为明显。

Cardenas 等前瞻性随机对照平行研究中,对比了选用亲水涂层及无涂层的聚氯乙烯导尿管进行间歇性导尿的 224 例外伤性脊髓损伤(SCI)患者情况,结果发现选用亲水涂层导尿管能降低症状性尿路感染的发生率,推迟因症状性尿路感染而首次使用抗生素的时间,且尿路感染相关并发症少,治疗费用更低,恢复更快,并可降低耐药菌出现的概率。Vapnek 等报道使用亲水涂层导尿管进行自我间歇性导尿可以减少血尿发生风险,并明显降低尿路感染的发生率。作者认为间歇性导尿优先选用亲水涂层导尿管,尤其是对于有导尿困难史、尿道外伤和尿路感染反复发作的患者。Rognoni 等对过往发表的荟萃分析结果提出质疑,同时比较了亲水涂层导尿管和非亲水涂层导尿管相关并发症的发生率,包括尿路感染、尿道损伤、血尿。结果显示,亲水涂层导尿管相关并发症的发生风险比非亲水涂层导尿管低 16%,差异有统计学意义(95%CI:6%~25%,$p<0.003$),再次确证亲水涂层导尿管有临床益处。

但也有持不同的观点的报道。Kiddoo 等比较了一次性使用亲水涂层导尿管和可重复性使用的 PVC 导尿管,发现在发热、抗生素的使用、就诊次数、白细胞酯酶阳性率等方面两者的差异无统计学意义。Lucas 等分析了亲水涂层导尿管与普通 PVC 导尿管对 CIC 患者尿路感染的影响,研究将 50 例因脊髓脊膜膨出继发神经源性膀胱患者分为两组(即采用亲水涂层导尿管组和采用普通 PVC 导尿管组),在 CIC 起始日,使用 3 个月、6 个月和 12 个月时分别对 50 例患者进行了尿液细菌学培养,分析和比较了两组细菌感染的状况。共收集 182 人次尿液标本,其中 29 人次(16%)表现为阴性,其中有 2 例患者在四个节点的监测中尿液标本均未检测出细菌。研究提示,采用 CIC 可能并不一定会增加患者尿路感染的发生率。该研究发现亲水涂层导尿管尿路感染的发生率可能更低,但差异并无统计学意义。在英国,Clark 等比较了患者使用亲水涂层导尿管和无涂层一次性使用导尿管进行间歇性导尿的结果,如果将肾功能的保护、泌尿系统感染等因素纳入分析,则亲水涂层导尿管的性价比更高一些。Shamout 等通过文献综述,分析了不同的导尿管和导尿技术在过去几十年里对间歇性导尿并发症发生率及患者满意度的影响,共计纳入了 3768 例间歇性导尿患者。总体来说,亲水涂层导尿管能降低尿路感染和尿道损伤的风险,患者的满意度更高。预置润滑涂层的导尿管较传统的聚氯乙烯导尿管使用更为便捷,但尿管的整体支出会比较高。

两项为期 52 周的脊髓损伤患者长期随访研究显示,亲水涂层导尿管组尿路感染发生率显著低于无涂层导尿管组。de Ridder 等将康复中心治疗后转入社区的 123 例患者纳入研究,发现亲水涂层导尿管相关的尿路感染发生率显著低于无涂层导尿管(一次性使用)。Cardenas 等对 56 例社区脊髓损伤患者的病案记录进行了分析,结果显示亲水涂层导尿管相关的尿路感染风险显著低于无涂层导尿管(一次性使用)。因为受试者人数不足和研究持续时间明显过短,导尿管的技术选择和使用情况需进一步研究。根据现有的证据水平,作者推荐使用一次性亲水涂层导尿管。

导尿管特性与尿路感染似乎是相关的。近年来,不同类型间歇性导尿使用的导尿管与尿路感染发生风险的相关性已被充分、深入讨论,如无涂层导尿管、可重复性或一次性使用导尿管、亲水涂层导尿管等。荟萃分析结果提示,亲水涂层导尿管似乎能够降低尿路感染的发生风险;从生理学角度看,其导致尿道和膀胱损伤的风险越小,导致尿路感染的可能性就越小。对于特定的肢体残障(如脊髓损伤、多发性硬化症等)患者而言,使用即用型导尿管(亲水涂层导尿管)似乎能够与患者的日常生活更好地整合,使用更为便捷。由于导尿管使用者之间存在广泛的差异性,可以预见亲水涂层导尿管的使用,对消除导尿管使用过程中带来的可变性是有积极作用的。亲水涂层导尿管产品固有的安全特性是通过减少使用过程中的个体差异来提高的。

导尿管的合理化选择可能会对间歇性导尿操作,尿路感染、损伤等并发症的发生率构成一定影响。尽管有学者认为目前导尿管类型、材质和(或)导尿技术与尿路感染的相关性尚缺乏高质量证据,但从现有的研究及临床经验来看,相比普通导尿管,超滑导尿管在实际应用中的优势更明显。但从目前市场上看,超滑导尿管的价格比普通导尿管贵,所以在选择间歇性导尿的导尿管时,患者的经济条件及承受能力等多个方面的问题也是我们需要考虑的。

患者个人需行间歇性导尿的原因不同,所以导尿管的选择也应是个体化的,需兼顾患者的个人偏好、操作能力、成本效益、使用便捷度和贮藏等问题。不同国家或地区上市的导尿管类型及报销政策有别,因此还需审核导尿管在不同地方的适用性。成功进行间歇性导尿的重要环节有患者接受良好的培训,具有良好的依从性,使用合适的导尿管,以及采用非接触性和非损伤性的技术操作。

主要参考文献

[1] Newman D K, Willson M M. Review of intermittent catheterization and current best practices[J]. Urol Nurs,2011,31(1):12-28,48.

[2] 陈志娜,谭清华,黄天雯,等.两种润滑剂对中青年男性患者导尿舒适度的影响[J].中华现代护理杂志,2009,15(16):1519-1521.

[3] 李恒,彭辉.盐酸奥布卡因凝胶应用于男性导尿术中的效果观察[J].数理医药学杂志,2015,28(2):247-248.

[4] 王聘,刘俊龙,刘华龙.PVC导尿管表面亲水润滑涂层的制备及性能研究[J].中国医疗器械信息,2014(6):51-54,61.

[5] 陈晓青,梁英,姚宁.亲水涂层导尿管在脊髓损伤病人间歇导尿中的应用[J].护理研究,2014,28(11C):4192-4193.

[6] 李卫卫,金娟.神经源性膀胱间歇性清洁导尿的进展[J].中华现代护理杂志,2013,19(5):616-618.

[7] Getliffe K, Fader M, Allen C, et al. Current evidence on intermittent catheterization:sterile single-use catheters or clean reused catheters and the incidence of UTI[J]. J Wound Ostomy Continence Nurs,2007,34(3):289-296.

[8] Moore K N, Fader M, Getliffe K. Long-term bladder management by intermittent catheterisation in adults and children[J]. Cochrane Database Syst Rev,2007(4):CD006008.

[9] Fader M, Moore K N, Cottenden A M, et al. Coated catheters for intermittent catheterization:smooth or sticky? [J]. BJU Int,2001,88(4):

373-377.

[10] Sherbondy A L,Cooper C S,Kalinowski S E,et al. Variability in catheter microwave sterilization techniques in a single clinic population[J]. J Urol, 2002,168(2):562-564.

[11] Bogaert G A, Goemann L, de Ridder D, et al. The physical and antimicrobial effects on microwave heating and alcohol immersion on catheters that are reused for clean intermittent catheterisation[J]. Eur Urol,2004,46(5):641-646.

[12] Chan J L,Cooney T E,Schober J M. Adequacy of sanitization and storage of catheters for intermittent use after washing and microwave sterilization [J]. J Urol,2009,182(4 Suppl):2085-2089.

[13] Barton R. Intermittent self-catheterisation[J]. Nurs Stand,2000,15(9): 47-52.

[14] Hooton T M,Bradley S F,Cardenas D D,et al. Diagnosis,prevention,and treatment of catheter-associated urinary tract infection in adults:2009 International Clinical Practice Guidelines from the Infectious Diseases Society of America[J]. Clin Infect Dis,2010,50(5):625-663.

[15] Vapnek J M,Maynard F M,Kim J. A prospective randomized trial of the LoFric hydrophilic coated catheter versus conventional plastic catheter for clean intermittent catheterization[J]. J Urol,2003,169(3):994-998.

[16] Håkansson M Å. Reuse versus single-use catheters for intermittent catheterization:what is safe and preferred? Review of current status[J]. Spinal Cord,2014,52(7):511-516.

[17] Prieto J, Murphy C L, Moore K N, et al. Withdrawn: intermittent catheterisation for long-term bladder management[J]. Cochrane Database Syst Rev,2014,8(8):CD006008.

[18] Lamin E,Newman D K. Clean intermittent catheterization revisited[J]. Int Urol Nephrol,2016,48(6):931-939.

[19] Chartier-Kestler E,Denys P. Intermittent catheterization with hydrophilic catheters as a treatment of chronic neurogenic urinary retention[J]. Neurourol Urodyn,2011,30(1):21-31.

[20] Cardenas D D, Moore K N, Dannels-McClure A, et al. Intermittent catheterization with a hydrophilic-coated catheter delays urinary tract infections in acute spinal cord injury: a prospective, randomized, multicenter trial[J]. PM R,2011,3(5):408-417.

[21] Schlager T A,Clark M,Anderson S. Effect of a single-use sterile catheter

for each void on the frequency of bacteriuria in children with neurogenic bladder on intermittent catheterization for bladder emptying[J]. Pediatrics,2001,108(4):E71.

[22] Krassioukov A,Cragg J J,West C,et al. The good,the bad and the ugly of catheterization practices among elite athletes with spinal cord injury:a global perspective[J]. Spinal Cord,2015,53(1):78-82.

[23] Kanaheswari Y,Kavitha R,Rizal A M M. Urinary tract infection and bacteriuria in children performing clean intermittent catheterization with reused catheters[J]. Spinal Cord,2015,53(3):209-212.

[24] Kiddoo D,Sawatzky B,Bascu C D,et al. Randomized crossover trial of single use hydrophilic coated vs multiple use polyvinylchloride catheters for intermittent catheterization to determine incidence of urinary infection [J]. J Urol,2015,194(1):174-179.

[25] Lucas E J,Baxter C,Singh C,et al. Comparison of the microbiological milieu of patients randomized to either hydrophilic or conventional PVC catheters for clean intermittent catheterization[J]. J Pediatr Urol,2016,12 (3):172. e1-e8.

[26] Clark J F,Mealing S J,Scott D A,et al. A cost-effectiveness analysis of long-term intermittent catheterisation with hydrophilic and uncoated catheters[J]. Spinal cord,2016,54(1):73-77.

[27] Shamout S,Biardeau X,Corcos J,et al. Outcome comparison of different approaches to self-intermittent catheterization in neurogenic patients:a systematic review[J]. Spinal Cord,2017,55(7):629-643.

[28] 吕红凯,赵峻霞,朱国熙,等. 亲水涂层导尿管对减少脊髓损伤患者感染风险的研究[J]. 中国药物与临床,2011,11(z1):22-23.

[29] Wyndaele J J. Intermittent catheterization:which is the optimal technique? [J]. Spinal Cord,2002,40(9):432-437.

[30] Wyndaele J J. Complications of intermittent catheterization:their prevention and treatment[J]. Spinal Cord,2002,40(10):536-541.

[31] Wilson M. Clean intermittent self-catheterisation:working with patients [J]. Br J Nurs,2015,24(2):76,78,80.

[32] Stensballe J,Looms D,Nielsen P N,et al. Hydrophilic-coated catheters for intermittent catheterisation reduce urethral micro trauma:a prospective, randomised,participant-blinded,crossover study of three different types of catheters[J]. Eur Urol,2005,48(6):978-983.

[33] Rognoni C,Tarricone R. Intermittent catheterisation with hydrophilic and

non-hydrophilic urinary catheters: systematic literature review and meta-analyses[J]. BMC Urol,2017,17(1):4.

[34] Girotti M E,MacCornick S,Perissé H,et al. Determining the variables associated to clean intermittent self-catheterization adherence rate: one-year follow-up study[J]. Int Braz J Urol,2011,37(6):766-772.

[35] Lundgren J,Bengtsson O,Israelsson A,et al. The importance of osmolality for intermittent catheterization of the urethra[J]. Spinal Cord,2000,38(1):45-50.

[36] Svanum M. Re: The importance of osmolality in hydrophilic urethral catheters:a crossover study,Waller et al[J]. Spinal Cord,1998,36(5):368-369.

[37] Wyndaele J J,de Ridder D,Everaert K,et al. Evaluation of the use of Urocath-Gel catheters for intermittent self-catheterization by male patients using conventional catheters for a long time[J]. Spinal Cord,2000,38(2):97-99.

[38] Prieto J,Murphy C L,Moore K N,et al. Intermittent catheterisation for long-term bladder management[J]. Cochrane Database Syst Rev,2014,10(9):CD006008.

[39] Christison K,Walter M,Wyndaele J J M,et al. Intermittent catheterization:the devil is in the details[J]. J Neurotrauma,2018,35(7):985-989.

[40] de Ridder D J,Everaert K,Fernández L G,et al. Intermittent catheterisation with hydrophilic-coated catheters(SpeediCath) reduces the risk of clinical urinary tract infection in spinal cord injured patients: a prospective randomised parallel comparative trial[J]. Eur Urol,2005,48(6):991-995.

[41] Cardenas D D,Hoffman J M. Hydrophilic catheters versus noncoated catheters for reducing the incidence of urinary tract infections: a randomized controlled trial[J]. Arch Phys Med Rehabil,2009,90(10):1668-1671.

第九章　间歇性导尿并发症

　　虽然间歇性导尿是神经源性膀胱排尿功能障碍重要的治疗手段,极大地改善了患者的预后,但其同其他治疗措施一样,也有一定的并发症,正确认识和处理这些并发症,能减少患者的痛苦,提高间歇性导尿的治疗效果,也有助于患者长期坚持此项治疗措施。

第一节　下尿路感染

　　导尿是不能自主排空膀胱患者常用的辅助治疗方法,任何导尿方法都会有一定的并发症,其中最常见的并发症均为下尿路感染(low urinary tract infection,LUTI)。不同文献报道的导尿方法及 LUTI 判断的标准不同,但相对而言,在间歇性导尿(IC)患者中 LUTI 的发生率最低。Esclarin 等分析了 100 例脊髓损伤成年男性患者,随访 38 个月。结果显示留置导尿管者每百人日均尿路感染次数为2.72 人次,而施行 IC 者为 0.41 人次。

一、尿路感染的定义

　　尿路感染(urinary tract infection,UTI)又称泌尿系感染,是肾脏、输尿管、膀胱和尿道等泌尿系统各个部位感染的总称。非复杂性 UTI 指患者膀胱和相关结构内有症状性感染,但并无解剖结构异常和共病;反之,神经源性膀胱患者 UTI 被定义为复杂性 UTI。导致 UTI 诊治复杂化的一个关键因素是 UTI 定义缺乏统一标准(表 9-1)。对于依赖 IC 的患者,UTI 定义不仅需考虑实验室参数,还需考虑个体体征和症状。对于神经泌尿系统疾病患者而言,部分患者下尿路感觉功能缺失,如 SCI 患者,导致精准识别其 UTI 相关性症状比较困难,造成临床工作中常将无症状性菌尿(asymptomatic bacteriuria,AB)定义为 UTI。无症状性菌尿在依赖IC 神经泌尿系统疾病患者中比较常见,明确区分细菌的无害定植和致病性感染,俨然成为临床医生面临的挑战。

1. 尿路感染
尿路上皮对细菌侵入的炎性反应,通常伴随有菌尿和脓尿。

表 9-1　不同指南中 UTI 的诊断标准

指　南	实验室结果	症状/体征
2019 年中国神经源性膀胱诊治指南	• 清洁中段尿或导尿（非留置导尿）留取尿液培养革兰阳性球菌菌落数≥10^4 CFU/mL 时,革兰阴性杆菌菌落数≥10^5 CFU/mL • 新鲜尿标本经离心,应用相差显微镜检查（400×）,每 30 个视野中有半数视野观察到细菌 • 无症状性菌尿患者虽无症状,但在近期（通常为 1 周内）有内镜检查或留置导尿管史,尿液培养革兰阳性球菌菌落数≥10^4 CFU/mL 时,革兰阴性杆菌菌落数≥10^5 CFU/mL • 耻骨上穿刺抽吸尿液细菌培养,只要发现细菌即可诊断尿路感染,细菌数≥10^3 CFU/mL 则更确认诊断	• 发热、腰背部或腹部不适 • 出现排尿困难或加重、突发失禁或尿失禁变频发（如导尿期间溢尿或留置导尿管中的尿液在导尿管与尿道之间溢出） • 高血压、出汗、嗜睡和（或）烦躁 • 自主神经反射异常 • 痉挛状态增加 • 尿液变红或混浊恶臭
2009 年美国感染病学会国际临床实践指南	• 无其他确诊的感染源（如肺部感染） • 间歇性导尿取样,单菌株浓度>10^2 CFU/mL • 经尿道/耻骨上留置导尿管或尿套移除 48 h 后留取清洁中段尿,单菌株浓度>10^2 CFU/mL	• 发热、寒战、意识状态改变、萎靡或不明原因昏睡始发或恶化 • 侧腹部疼痛 • 肋椎角压痛 • 急性血尿 • 盆腔不适 • 非留置导尿管患者出现排尿困难、尿频、尿急、耻骨上疼痛或压痛
2019 年 EAU 实践泌尿诊治指南	• 间歇性导尿取样菌尿浓度>10^2 CFU/mL • 清洁中段尿,菌尿浓度达到 10^4 CFU/mL,离心尿标本每显微视野（400×）下发现 10 个及以上白细胞	• 发热 • 尿失禁始发或症状恶化（包括留置导尿管与尿道之间漏尿） • 痉挛状态加剧 • 精神萎靡、嗜睡或感觉不安 • 尿液混浊伴异味增加 • 肾脏/膀胱区域不适感或疼痛 • 排尿困难 • 自主神经反射异常

2. 菌尿

正常尿液是无菌的,如尿中有细菌出现,称为菌尿。菌尿可以是有症状的,也可以是无症状的。菌尿定义本身包括了污染,临床根据标本采集方式不同而应用不同的"有意义的菌尿"计数来表示尿路感染。

3. 脓尿

尿中存在白细胞(WBC),通常表示感染和尿路上皮对细菌入侵的炎症应答。

二、尿路感染的诊断

1. 症状

对尿路感染有诊断意义的症状和体征为尿频、尿急、尿痛、血尿、背部疼痛和肋脊角压痛,如果女性患者同时存在尿痛和尿频,则尿路感染的可能性为 90%。

2. 体格检查

急性膀胱炎患者可有耻骨上区压痛,但缺乏特异性。发热、心动过速、肋脊角压痛对肾盂肾炎的诊断特异性高。

3. 实验室检查

(1) 尿常规检查:包括尿液物理学检查、尿生化检查和尿沉渣检查。应用最普遍的是尿液的干化学分析仪检查和尿沉渣镜检。

①尿生化检查:与尿路感染相关的常用指标如下:①亚硝酸盐(nitrite,NIT):阳性见于大肠杆菌等革兰阴性杆菌引起的尿路感染,尿液中细菌数$>10^5$ CFU/mL 时多数呈阳性反应,阳性反应程度与尿液中细菌数成正比。②白细胞酯酶(LEU):正常值为阴性,尿路感染时为阳性。

②尿沉渣镜检:有症状的女性患者尿沉渣镜检诊断细菌感染的敏感性为 60%~100%,特异性为 49%~100%。应注意,尿沉渣镜检没有发现存在 WBC 也不能排除上尿路感染的可能,尿中存在 WBC 也可见于非感染性肾病。

(2) 尿培养:治疗前的中段尿标本培养是诊断尿路感染最可靠的指标。

①尿标本收集。

排尿标本:大多数患者可以通过排尿的方式取得合格的尿标本。

导尿标本:如果患者无法自行排尿,应行导尿留取标本。

耻骨上穿刺抽吸尿标本:仅限于不能按要求排尿(如脊髓损伤)的患者,新生儿和截瘫患者也可以使用。

②关于尿培养细菌菌落计数数量的说明:美国感染病学会(IDSA)和欧洲临床微生物学和感染疾病大会(ESCMID)规定的尿路感染细菌培养菌落数标准:急性非复杂性膀胱炎中段尿培养$\geqslant10^3$ CFU/mL;急性非复杂性肾盂肾炎中段尿培养$\geqslant10^4$ CFU/mL;女性中段尿培养$\geqslant10^5$ CFU/mL;男性中段尿培养或女性复杂性尿路感染导尿标本$\geqslant10^4$ CFU/mL。

三、IC 患者的下尿路感染的风险因素

IC 患者 LUTI 发生率因文献方法论中 IC 技术及 LUTI 判断标准不统一等因素而存在广泛的差异性。相对而言,IC 的 LUTI 发生率是比较低的,有一些文献报道无菌尿的发生率为 $12\% \sim 88\%$,约 11% 的 LUTI 患者无临床症状。Biering-Sorensen 等报道 77 例 IC 持续 5 年的患者,81% 的患者至少有 1 次尿路感染治疗史,22% 的患者每年至少发生 2 次 LUTI,而 12% 的患者每年有 4 次以上的LUTI。

1. IC 相关性感染因素分析

二十世纪七十年代,Lapides 开创性提出了清洁性间歇性导尿(CIC)的概念,以下观点是 CIC 能付诸临床且不易造成尿路感染的潜在机制:①膀胱本身有抵抗细菌的能力;②定时导尿,避免膀胱过度充盈和维持膀胱低压环境,膀胱壁的血供得以恢复,抗感染能力明显提高;③及时排空膀胱可防止细菌过度繁殖并侵害膀胱壁。该观念依旧是现代 IC 抗感染的理论基础,膀胱过度充盈、导尿管的污染、操作方法不正确和动作粗暴等均可导致尿路感染的发生(表 9-2)。

表 9-2　增加 IC 相关尿路感染风险的因素及原因

风 险 因 素	原　　因
未能及时排空膀胱	导尿间期过长导致膀胱过度充盈,细菌大量增殖
导尿时未充分排空膀胱	膀胱内的剩余尿为细菌生长提供了良好的繁殖环境
液体摄入量不当	液体摄入量不足引起导尿次数减少,无法充分将细菌及时排出体外;然而液体摄入过量,易导致膀胱过度充盈,增加尿路感染的风险
导尿造成损伤	损伤将破坏尿路上皮及防护层的完整性,增加尿路感染风险

(1)膀胱过度充盈:对于 CIC 定期排空膀胱的患者而言,高膀胱内压和膀胱顺应性受损群体比低膀胱内压和大膀胱容量群体更容易发生尿路感染。对于高膀胱内压患者而言,压力是首要的风险因素,而其他的情况则是膀胱过度充盈所致。通过尿动力学参数确诊的膀胱下尿路功能障碍的严重程度似乎与尿路感染的发病率呈正相关。一项纳入了 76 例 CIC 脊柱裂患者的回顾性研究显示,膀胱顺应性低下(<10 mL/cmH$_2$O)、逼尿肌过度活动和膀胱输尿管反流与尿路感染的发生率增高相关。反之,最近的一项纳入 194 例脊柱裂(spina bifida,SB)患儿的回顾性研究却未能证实两者之间的相关性。然而,临床实践支持尿路感染与膀胱顺应性低下有相关性。

正常情况下,膀胱壁组织内有充足的血液供应,同时膀胱黏膜表层的血尿屏障对细菌也有一定的隔离作用,因此膀胱对细菌感染具有一定的抵抗力。但若膀胱过度充盈,会导致膀胱壁变薄,膀胱壁组织供血减少,膀胱黏膜细胞间隙拉大,

同时血尿屏障也伸展变薄,导致膀胱对细菌感染的抵抗力下降,则容易引发膀胱感染。Kershen 等观察男性膀胱血流量与膀胱内压、膀胱顺应性的关系。作者发现膀胱壁血液供应减少与膀胱顺应性低下密切相关,缺血会导致膀胱壁结构的改变,导致膀胱抵抗力减低。而膀胱的血供与膀胱充盈程度密切相关,在膀胱从空虚状态充盈至 75% 最大容量时其血供达到峰值;当超过这个容量时,膀胱壁的血供开始急剧下降。一旦排空膀胱,膀胱壁可重新恢复血供,并随着一定程度的膀胱充盈血供进一步增加。在神经源性膀胱中,这可能与(未经治疗的)膀胱内压升高或尿量过大引起膀胱过度充盈有关。

Lapides 等认为,通过预防膀胱过度扩张和膀胱内压升高,维持膀胱内良好的血液供应以对抗感染是合乎逻辑的。一项为期 7 年的前瞻性研究显示,平均每次导尿量>400 mL 与尿路感染有关。

(2) 不合理的导尿频次:对于主要依赖 IC 排空膀胱的患者来说,每天合理的导尿次数为 4~6 次,导尿间期为 4~6 h。正常情况下,泌尿系统是一个无菌环境。但是导尿管的插入,有可能将外部病原菌带入膀胱。尿液是良好的细菌生长培养基,细菌在膀胱内停留时间过长容易导致其生长繁殖。一天内导尿次数过多会增加尿道内操作的负担,过少则可能会因两次导尿间隔时间太长造成细菌繁殖至侵害膀胱壁的程度。即使患者能有较大的低压膀胱容量,也不宜间隔太长时间导尿。有些患者虽然能自主排出一部分尿液,但剩余尿的存在也会延长细菌在体内滞留的时间而造成感染,因此也需要按常规的导尿间期及时规律导尿。Anderson 等报道每天导尿 3 次的患者 LUTI 发生率是每天导尿 6 次患者的 6 倍。Woodbury 等注意到,受试群体中过去 12 个月中尿路感染的发生次数平均为 2.6 次。但每天仅导尿 1 次的患者的尿路感染发生率最高,38% 的患者每年有 5 次,甚至有更高的尿路感染发生频次。作者推测这可能与导尿量过大,膀胱内的细菌滞留时间过长有关。

导尿频次和导尿量(一体两面性)需充分考虑。导尿频次不充分会导致膀胱内尿量过大,继而引起膀胱过度充盈,增加尿路感染的风险。加拿大国家 SCI 患者调查项目发现,合理的导尿频次可尽可能地降低尿路感染的发生率,最佳的导尿频次是 5 次/日(尿路感染发生率最低);在单变量分析中,每日导尿 1 次的患者尿路感染的发生率最高。但在一项关于残奥会运动员的调研中,纳入样本为每日导尿 1~10 次(平均(6±2)次)的运动员,结果显示每日导尿频次与尿路感染发生率之间并无相关性。

(3) 导尿时不完全排空膀胱:基于 105 例 SCI 患者的研究结果,Merrit 认为剩余尿量与尿路感染发生率相关;然而,在 12 例 SCI 患者的小样本研究中未能重现该相关性。对于 CIC 患者而言,也有研究认为其导尿后低剩余尿量(<50 mL)和低尿路感染风险相关。尽管与尿路感染相关的剩余尿量阈值尚缺乏明确证据;但在神经源性膀胱群体中,剩余尿量>100 mL 被公认为尿路感染的风险因素。诸多因素会导致剩余尿量增加,包括膀胱解剖学异常、对患者宣教不当、IC 操作和 IC 导尿管的选择等。解剖学异常(如前列腺挤压导尿管、膀胱憩室或小梁状"圣诞树膀胱"等)导致导尿时难以完全排空膀胱,为细菌滋生提供了良好的环境。目前尚无针对此类情况的研究,但将其认为是尿路感染的风险因素似乎是合乎逻辑的。解剖学异常的膀胱还可能会改变膀胱顺应性,导致尿路感染风险的加大。

Jensen 等使用超声技术检测 12 例 SCI 患者导尿后的剩余尿量,结果显示 70% 的患者导尿后膀胱内仍有尿液残存。部分患者剩余尿量超过 50 mL,甚至达到 100 mL。膀胱内的剩余尿可提供细菌增殖的环境。为了确保导尿时充分排空膀胱,当导尿管要移出时轻柔地使用 Créde 法按压下腹部,确认排尽尿液是必要的。移除导尿管时应将导尿管末端反折,防止尿液或空气回流至膀胱。亲水涂层导尿管仅需在原位短时间停留,以防尿道黏膜吸附引起导尿管移除困难。

(4) 不恰当的液体摄入量:液体摄入量不足可以导致导尿次数减少。但如果患者不能按照 IC 的计划表格适当调整液体摄入量,则有膀胱周期性过度扩张的风险,甚至会引发充溢性尿失禁。过度饮水可能造成单次导尿量超过 500 mL,这可能是一个需要增加导尿频次的信号,必要时每天导尿频次可以超过 6 次,以减少单次导尿的尿量。

对于神经源性膀胱患者而言,液体摄入量不足通常被认为是尿路感染的风险因素,而低液体摄入量与尿渗透压和酸度的增加有关,可能会更易导致尿路感染。SCI 受试者抗利尿激素水平没有昼夜变化,可能会对足量液体的摄入产生负面影响。总而言之,在神经系统疾病群体中,关于液体摄入量对尿路感染的预防作用实证依据匮乏;因此,每日摄入多少液体无法有确凿的循证结论。然而,一般的经验医学支持每日摄入足量液体。最近的一项临床研究证实,增加饮水量可预防绝经前女性膀胱炎的反复发作。特定的患者(如 SCI、多发性硬化症和老年患者)常见夜间多尿可能与夜间抗利尿激素分泌不足有关,或因心脏功能不全。鼓励患者睡前 2 h 尽量不要摄入大量液体;若有需要,可考虑夜间在床边进行导尿。

(5) 导尿操作技术缺陷:CIC 后导尿管的清洗或保管不当、一次性使用导尿管被污染都可能导致尿道黏膜受损,或将更多的致病菌带入膀胱,和(或)破坏膀胱黏膜和尿道内表面保护层而增加感染的风险。在加拿大,Woodbury 等报道了一个非常有趣的现象,大多数尿路感染的发生与家庭医生的操作有关,占 78%;而泌尿外科医生操作导致尿路感染的发生率只有 13%。

加拿大对 935 例生活在社区的 SCI 患者进行 CIC 卫生操作现状调研。根据单变量模型,会阴清洁与尿路感染发生率降低相关,自我导尿患者尿路感染发生率低于他人帮助导尿患者。Wyndaele 等对伤后 35 天接受不同 IC 技术的截瘫患者进行分析,结果显示 25 例 CIC 截瘫患者尿路感染发生率显著高于 48 例无接触式导尿的截瘫患者(由护士负责完成)。EAUN 指南严格推荐无接触式导尿技术;但是,无接触式导尿技术对尿路感染的影响尚无高水平证据支持。为了进行比较,学者以模拟的方式评估了医院环境中传统无菌操作和无接触式操作之间的差异。无接触式操作比传统无菌操作违反无菌原则步骤的发生次数更少,操作耗时更短;但违反无菌原则步骤的次数减少是否能转化为尿路感染发生率的降低仍有待观察。

所以,IC 指南建议应为 IC 患者提供综合性的相关技术培训,确保患者能熟练掌握导尿操作方法、合理化选择最适合自己的导尿管,避免导尿管的反复多次使用,提高患者的依从性,为家属/患者提供持续的专业服务,以期尽可能减少尿路感染的发生。从临床角度看,IC 患者应接受综合完整的相关技术培训。无论何时,当患者发生尿路感染时,都必须审视 IC 技术和频次是否合理。

2. 神经源性膀胱患者尿路感染的风险模型

IC 是神经源性膀胱治疗的"金标准"已成为全球共识并被国内外指南推崇。依据日常临床实践、临床研究和相关调查,尿路感染仍是 IC 最常见的并发症并被临床医生、护理人员和患者所关注。在不同的临床研究中,尿路感染的发生率存在较大的差异性,归因于尿路感染诊断标准难以统一及纳入群体的多变性,同时导致尿路感染的诱发因素复杂而多样也是非常重要的一个原因。所以,近年来学者认为,应该提供一个综合性、科学、简单、实用的尿路感染风险模型供临床医生用于日常临床实践,以尽可能地避免尿路感染的风险,优化临床治疗方案从而使患者获益。

若干模型用于描述成人尿路感染的风险因素。Shekelle 等的风险模型涉及三个维度,即个人功能状况、储尿期和排尿期之间平衡以及膀胱排空方式。膀胱排空方式和剩余尿量被识别为重要的风险因素,而其他因素证据不足或缺失(图9-1)。Vasudeva 和 Madersbacher 认为,患者固有防御机制、膀胱冲洗功能受损和导尿术是尿路感染的主因;同时推断,进一步研究这些机制之间复杂的相互作用才能最终使患者获益(图 9-2)。

然而,对于神经源性膀胱患者而言,IC 需要持续很长一段时间,甚至需要终生进行(如脊髓损伤患者)。也就是说,建立适用于社区成人神经源性下尿路功能障碍 CIC 患者的尿路感染风险模型就显得极具价值,该模型包括四个维度:①患者一般(系统性)状况;②患者下尿路状况;③患者的依从性;④IC 相关因素(图 9-3)。概念模型主要涉及脊髓损伤、脊柱裂、多发性硬化症或马尾神经受损患者,其中 IC 是患者的常规膀胱管理方式。尿路感染风险模型的建立主要基于现有的最佳临床研究;假如相关临床证据缺乏,则依据共识。临床医生应依据风险模型选择和调整治疗方案,尽可能降低 IC 患者尿路感染的风险。

3. IC 患者尿路感染的病原学研究

IC 患者常见菌尿症或下尿路感染的发生,致病菌株复杂多变,多为条件致病菌或少数顽固致病菌。有文献报道,感染致病菌构成比由高到低依次为革兰阴性杆菌、革兰阳性球菌和真菌,菌尿症的菌谱为大肠杆菌、变形菌、草酸杆菌、假单胞

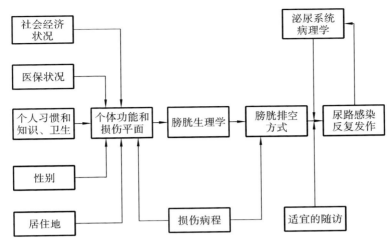

图 9-1　Shekelle 等尿路感染反复发作风险模型概念

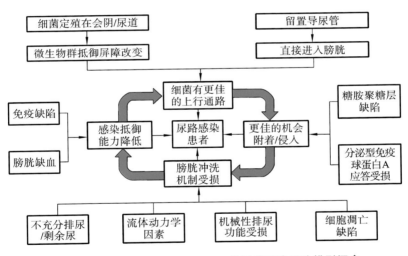

图 9-2　Vasudeva 和 Madersbacher 的尿路感染风险模型概念

菌、克雷伯菌、葡萄球菌和粪球菌,长期 IC 患者可能还会有不动杆菌、链球菌等感染,其中大肠杆菌、白色念珠菌和表皮葡萄球菌是引起尿路感染的主要致病菌。Wyndaele 等报道,60%～70%尿路感染的致病菌是大肠杆菌。Schlager 等分析了从 IC 患儿尿液中分离出来的 37 种大肠杆菌菌株的生物特性,如 O 抗原、溶血素、菌素、血清抗原和 P 血凝素等,结果发现这些 IC 患者尿液中的致病菌生物学特征并没有特殊性。Elvy 等报道了女性 IC 患者尿路感染常见的致病菌为大肠杆菌、肠球菌、假单胞菌、克雷伯菌、肠杆菌和念珠菌,同一患者发生多重菌感染的现象也很普遍。因此,在实施 CIC 护理过程中,在连续监测菌尿症发生情况的同时,还应根据实验室药物敏感试验结果选用或更换抗菌药物,避免菌群的频繁变化。

患者一般状况

膀胱内高压/膀胱顺应性受损
宿主缺陷
肠功能障碍
糖尿病
年龄和性别

患者下尿路状况

细菌毒性
尿路感染既往史
肉毒毒素A注射
尿动力学检查
膀胱和肾脏结石
膀胱形态异常导致剩余尿量增加

IC相关因素

导尿管带入细菌以及无法建立正
常的尿道清洁机制

与导尿产品相关的尿道和膀胱损伤

导尿产品设计缺陷导致导尿后膀
胱内尿液残存

患者的依从性

导尿频次
液体摄入量
未遵循卫生操作流程
宣教不足
操作不当导致导尿后尿液残存
居住国和社会支持体系

图 9-3　社区成人神经源性下尿路功能障碍 CIC 患者尿路感染风险模型

四、IC 患者下尿路感染的治疗

IC 最常见的并发症仍为尿路感染,按其临床表现可分为无症状尿路感染和症状性尿路感染,无症状尿路感染通常不需要处理,而症状性尿路感染使用抗生素可得到有效的治疗。但抗生素的反复使用会增加多重耐药的风险,因此需严格遵守抗生素使用原则。

1. 无症状尿路感染的治疗

CIC 患者无症状尿路感染的发生率为 $23\%\sim89\%$,但通常无症状,很少导致症状性尿路感染,不需要抗生素治疗。对无症状尿路感染进行治疗,不仅无法改善患者的临床结局,反而会导致耐药菌株显著增加。

2. 症状性尿路感染的治疗

IC 患者症状性尿路感染的发生率为 $10\%\sim15\%$,常见于剩余尿量多的患者。对于继发脊髓损伤神经源性膀胱患者而言,剩余尿量大于 300 mL,尿路感染的风险增加 $4\sim5$ 倍。如前所述,已被确定的尿路感染风险因素包括膀胱过度充盈、膀胱内压过高、尿路梗阻(机械性和功能性梗阻)风险的增加、膀胱输尿管反流(VUR)、膀胱憩室的形成、泌尿系统内医疗器械的使用和结石的形成等。与尿路感染相关的其他因素还包括液体摄入量过低、手不卫生、细菌会阴定植、压力性损伤和其他局部组织损伤以及慢性病导致宿主抵抗力下降等。症状性尿路感染应使用抗生素治疗,其原则是选择敏感的抗生素以最佳的剂量和持续时间治疗感染,减少药物毒性反应和药物耐药性。关于神经源性膀胱患者尿路感染治疗的持续时间,过往研究尚无一致性观点,取决于尿路感染的严重程度和感染是否累及肾脏和前列腺。一般建议行 $5\sim7$ 天的抗生素治疗,但也可依据感染的严重程度,将治疗时间延长至 14 天。

(1)抗生素:轻中度尿路感染患者通过口服抗生素治疗,首选氟喹诺酮类药物；中重度尿路感染患者选用广谱抗生素静脉用药。治疗前应留置尿液标本进行细菌学培养及药物敏感试验，再进行经验性治疗，可以选择氨苄青霉素，或第三代、第四代头孢菌素等。待尿培养结果出来后根据药物敏感试验结果选择敏感性药物治疗，降低多重耐药性。

（2）是否改变导尿方式：对于症状性尿路感染，是否需要停止 IC，改为留置导尿，尚无明确定论。感染症状不严重的患者，可以坚持 IC 治疗；若有发热等严重的全身症状，可以暂时性留置导尿管，充分引流感染尿液，等症状初步控制后再进行 IC 治疗。是否需要改变导尿方式还和感染的部位相关。膀胱炎是神经源性膀胱常见的并发症。尿液经尿道排出体外是膀胱抵御感染的主要手段之一。大多数神经源性膀胱患者剩余尿量过多（如脊髓损伤患者逼尿肌-括约肌协同失调或逼尿肌收缩无力导致剩余尿量异常增多），所以常容易导致膀胱炎反复发作。而尿道炎常见于使用留置导尿管的患者，在 CIC 患者中并不常见。也就是说，如果出现尿道糜烂导致的感染，IC 是不适合使用的；但是如果是膀胱炎，IC 的使用则需要进行进一步个体化评估。

五、IC 患者下尿路感染的预防

对于神经源性膀胱患者而言，尿路感染的反复发生，可能预示潜在的泌尿系统功能问题临床管理欠佳，如可能存在储尿期和排尿期膀胱内高压、膀胱排空不全或泌尿系统结石等。可通过药物或手术治疗逼尿肌过度活动、去除膀胱结石或消除其他感染的诱因改善膀胱功能，尤其是可尽快移除留置导尿管改善膀胱功能，这些均属于强制性措施。而对于神经源性膀胱患者而言，除上述预防策略外，增加 IC 的频次及避免膀胱过度充盈也是预防感染的重要措施。

1. 预防性使用抗生素

预防性使用抗生素并不能减少 IC 患者感染的风险，反而长期预防性使用抗生素会增加耐药菌株出现。

Schlager 等的双盲自身交叉对照研究评估了呋喃妥因预防菌尿症和尿路感染症状的效果，研究纳入了 15 例神经源性膀胱 CIC 患儿。与安慰剂相比，尽管呋喃妥因降低了由大肠杆菌导致的症状性尿路感染的发生率，但并不能降低菌尿症的发生率；同时，抗生素的使用诱发菌尿症菌谱由以大肠杆菌为主向以克雷伯菌和假单胞菌等耐药菌为主转变。作者认为，CIC 患者常规服用呋喃妥因并不能预防菌尿症的发生。Akil 等也发现 22 例神经源性膀胱 CIC 患者预防性使用抗生素治疗后，并没有降低尿路感染的发生率，反而增加了耐药菌株的产生。

2. 下尿路感染的预防措施

杨菁菁回顾性调查了 2012 年 12 月至 2013 年 3 月 50 例行 IC 的脊髓损伤患者的临床资料，以分析脊髓损伤患者 IC 的危险因素及预防对策。调查结果发现所有患者尿路感染发生率为 18％，患者尿道口不洁、患者家属操作无菌意识差、饮水不规律、导尿不规律、健康教育不及时等是尿路感染发生的相关因素。分析原因为患者及家属对 IC 的重要性认识不够，对导尿技术不熟悉或无菌操作不严格及自行排尿后未及时清洗局部等。针对这些因素采取有针对性的措施可以减少下尿路感染的发生。

（1）与接受 IC 的患者讨论治疗的原因，避免导尿频次的不合理改变。患者还需要接受良好的导尿培训，并在导尿过程中给予有效的监测和充分指导。

（2）合理规划液体摄入量，饮用足量的液体可稀释尿液，确保尿液产生恒定向下的引流和冲刷效果。不同患者所需液体摄入量不同，视患者体重（每天 25～35 mL/kg）、液体丢失量及循环与肾功能状态等而定。液体摄入量不足常常伴有排尿频次不当。

（3）注重手卫生，自我导尿患者自始至终应有保持手卫生的意识，导尿前后均应用流水和香皂等彻底洗净双手。

（4）重视会阴部的清洁护理，减少会阴部细菌逆行性感染的可能性，尤其是女性患者，其尿道短，更容易发生逆行性感染。

（5）选择合适的导尿管，尽可能使用亲水涂层一次性使用导尿管，选用无接触式导尿技术。假如选择 CIC（导尿管重复使用），则患者应在导尿结束后注意洗净导尿管并干燥后通风保存。

（6）维持合理的导尿频次，一般每隔 4～6 h 导尿 1 次，每日 4～6 次。这是因为导尿次数过多，导尿管的机械刺激可损伤尿道黏膜；导尿次数过少，导尿间隔时间太长，尿液长时间滞留体内极易导致细菌生长，或因为膀胱过度充盈导致尿路感染风险增加。更详尽的内容可参阅上文。

（7）规律的导尿，防止膀胱过度膨胀。成人每次导尿量以 250～400 mL 为宜。

（8）定期复查尿常规和尿培养，密切观察尿液颜色、性状、气味及导尿量的变化，根据患者情况及时调整饮水计划和导尿频次；菌尿伴高热、血尿等症状应给予抗感染治疗或用 0.2% 呋喃西林溶液冲洗膀胱；尿路结石发作期患者不宜开展 IC，应给予留置导尿并鼓励大量饮水，避免造成肾脏和膀胱功能的进一步损害；尽量鼓励患者延长站立和整体康复训练的时间，以减少并发症的发生。

第二节　上尿路感染

膀胱和肾功能的健康有赖于神经系统的完整性。与一般人群相比，神经损伤或神经系统疾病继发神经源性膀胱群体，尤其是累及脊髓的损伤或疾病患者，膀胱功能障碍和肾衰竭的风险更高。脊髓损伤（SCI）、神经管缺陷（如脊柱裂）和多发性硬化症（multiple sclerosis，MS）患者常见神经源性膀胱，表现为不同的临床症状或并无临床症状，取决于不同的条件。在 20 世纪中叶，高达 80% 的 SCI 致死患者常见的死因是与生殖系统相关的并发症、尿路感染和继发性上尿路损害。随着抗生素的日渐普及、抗胆碱能药物的临床应用、IC 的逐渐推广、神经源性膀胱病理生理学的深入理解，SCI 和神经管缺陷患者肾功能不全和肾衰竭的发生率急剧下降。然而，肾功能不全和肾衰竭依然是神经源性膀胱患者晚期的不良结局。

尿路感染按感染发生的部位可分为上尿路感染和下尿路感染，肾盂肾炎等上尿路感染较单纯的下尿路感染较为少见，但后果更为严重。一般多根据患者的临床表现确定尿路感染的位置，如患者有下述情况，即可诊断为急性肾盂肾炎：有尿急、尿频和（或）尿痛的下尿路刺激症状，同时伴有一侧的肋脊角疼痛、叩痛和（或）压痛，伴/不伴有发热（体温超过 38 ℃）。对于 SCI 继发肾盂肾炎患者而言，主要有两个方面的风险因素。一方面，下尿路感染反复发作可能破坏了抗反流机制；另一方面，尿液流出道功能性梗阻，如逼尿肌-括约肌协同失调，导致膀胱内剩余尿量增多和压力升高，两者均会增加菌尿反流至肾脏的风险。Chancellor 等发现，超过 50% 的逼尿肌-外括约肌协同失调患者发生严重并发症，如膀胱输尿管反流、结石、尿脓毒症和膀胱输尿管梗阻等。医护人员需要注意的是，神经系统疾病患者常见膀胱感觉缺失，所以急性肾盂肾炎患者主要的临床症状可能是发热（体温可高达 40 ℃）。尿液分析显示脓尿、菌尿和镜下血尿。血液检查可见多形核白细胞增多，红细胞沉降率增高，C-反应蛋白水平升高；如果出现肾损害，则可见肌酐水平升高。

日本学者 Mukai 等回顾性分析了过去 3 年的连续病例，评估 SCI 后 CIC 患者的尿路感染状况。共计 259 例（男性 220 例，女性 39 例）纳入分析，平均年龄为 47 岁（12～90 岁）。其中 67 例在随访期出现发热性感染（包括复合感染病例），57 例为肾盂肾炎，11 例为附睾炎，2 例为前列腺炎。感染总人次数为 129 人次，其中 114 人次为肾盂肾炎，13 人次为附睾炎，2 人次为前列腺炎。常见的致病菌为大肠杆菌（74 例）、铜绿假单胞菌（17 例）、粪肠球菌（14 例）和肺炎克雷伯菌（12 例）。实验室检出耐药性的大肠杆菌 29 例，其中 21 例为抗超广谱 β-内酰胺类抗生素。发热性感染多为上尿路感染，男性和损伤程度更严重的患者发生率更高，这可能与患者尿道闭合压和膀胱内压过高有关。

上尿路感染多继发于下尿路感染，常与选择 IC 的指征及导尿时机和频次不当密切相关，也就是说与导尿间期无法维持膀胱内的低压环境有关；此外，膀胱低压储尿容量过低或膀胱输尿管反流也是重要的影响因素。Seki 等回顾性分析了 76 例脊髓脊膜膨出 IC 患儿。结果发现，膀胱顺应性低下（<10 mL/cmH$_2$O）、储尿期逼尿肌高压和膀胱输尿管反流是导致 IC 患儿伴发发热性上尿路感染重要的风险因素。

因此，对于 IC 上尿路感染患者而言，重要的下尿路感染预防和治疗策略应该是在控制感染的同时，尽可能改善膀胱的功能（增加膀胱低压储尿容量，改善膀胱顺应性和控制逼尿肌过度活动等），为患者创造适宜的 IC 条件。如对于高位 SCI

伴小容量低顺应性膀胱患者,不宜施行经尿道 ISC,可通过口服抗胆碱药物或肉毒毒素逼尿肌注射或进行各种类型的膀胱扩大手术,建立低压大容量膀胱后,再进行经尿道 IC;对于无法实现通过尿道完成导尿的特定患者(如儿童或手部功能受限患者)而言,也可以采用阑尾或回肠做输出道皮肤造口的方法,经腹部窦道进行IC。对于膀胱输尿管低压反流的患者,可以选择膀胱扩大手术联合输尿管抗反流再植,通过手术方式显著扩大膀胱容量并降低储尿期膀胱内压,再进行合理的 IC治疗。

　　正确进行 IC 的患者很少发生慢性肾盂肾炎,因此不需要常规预防性使用抗生素。对于症状性上尿路感染患者,则需进行尿细菌学培养及药物敏感试验后,选择敏感药物进行足量、足疗程的系统抗感染治疗,必要时可以短期内留置导尿管,等感染控制后再恢复 IC 治疗。

第三节　男性生殖系统感染

　　男性 IC 患者生殖系统的感染率远低于经尿道长期留置导尿管患者。前列腺炎的发生率为 $5\%\sim18\%$,尿道炎和附睾、睾丸炎并不常见。

一、尿道炎

　　早期文献报道 IC 患者尿道炎的发生率为 $1\%\sim18\%$,但近些年随着导尿管材质、工艺的改进,以及亲水涂层导尿管的应用,无接触式导尿技术的推广,尿道炎的发生已经减少了很多。但目前仍缺乏关于当代 IC 患者尿道炎发生率和风险的数据。

　　尿道炎常见于使用留置导尿管的患者,而在 IC 患者中并不常见。有时,留置导尿管会阻塞尿道周围腺体继发感染,形成尿道周围脓肿。未经治疗的急性尿道周围脓肿可能危及生命,若 Buck's 筋膜穿透,可导致皮下组织和筋膜坏死。在这种情况下,可以暂时行耻骨上造口引流尿液,同时广泛清扫坏死组织;与此同时,应立即开始积极的抗生素静脉治疗。急性期即将结束或慢性期阶段,脓肿可能会向三个不同的方向发展:①它可以自然地发展至阴茎皮肤,溃破后自行引流,可治愈并无后遗症。②可能会在尿道腔内溃破并形成尿道憩室,需手术切除;否则会出现尿道周围脓肿反复发作。这种情况可能更为常见。③治疗不及时的脓肿最终表现为上述两种情况同时存在,形成尿道-皮肤瘘,不得不选择手术切除。

二、附睾、睾丸炎

　　研究提示短期施行 IC 的男性患者附睾、睾丸炎发生率为 $3\%\sim12\%$,长期接受 IC 的患者附睾、睾丸炎发生率在 40% 以上(风险增加了 7 倍)。治疗上以预防为主,已经发病的按照常规的附睾、睾丸炎治疗方法行抗感染对症处理。

　　附睾、睾丸炎的发病机制通常是尿道或膀胱的感染传播所致。因此,神经源性膀胱患者发生附睾炎的最常见原因是与尿道炎相关的微生物感染,其中包括淋球菌、大肠杆菌和沙眼衣原体。急性附睾炎属于临床综合征,包括附睾疼痛、肿胀和炎症,持续时间不足 6 周。在神经系统疾病(如脊髓损伤)患者中,通常并不会表现出疼痛,归因于患者感觉功能低下/缺失。唯一的临床体征是肿胀和发炎。急性期可能表现为发热。依据药物敏感试验结果选择特定的抗生素。喹诺酮类抗生素可在培养结果出来之前使用。附睾炎很少见,所以很容易被忽视而没有得到及时有效治疗,感染可能会到达睾丸并引起睾丸炎,最终形成脓肿。应选择引流脓肿联合强效抗生素治疗。如发现睾丸功能严重受损,在权衡对侧睾丸情况、生育能力和性功能等综合情况后,可以考虑行睾丸切除术。

　　手法辅助排尿仍是我国部分地区脊髓损伤患者常用的排尿方式,但该方式在发达国家已很少使用。用力屏气或借助外力按压增加膀胱内压,能够将尿液挤出膀胱的患者,尿道内括约肌肌力较弱,膀胱内压升高的同时尿道内口开放,导致后尿道也始终处于病理性高压状态,极易将带菌的尿液沿前列腺射精管开口反流入附睾。因此长期手法辅助排尿更容易将泌尿道慢性炎症病变进一步扩散至男性附属性腺,诱发慢性附睾炎。

三、前列腺炎

　　对于 50 岁以下男性患者而言,前列腺炎是最常见的泌尿系统并发症;前列腺炎在 50 岁以上男性发病中排在第三位(排在良性前列腺增生和前列腺癌之后)。细菌进入前列腺的最主要方式是通过菌尿反流入前列腺小管。

　　在神经源性膀胱患者中,神经生理障碍引起膀胱、尿道功能紊乱,随之膀胱内压异常升高,继而导致尿液流出道梗阻。此类尿液流出道功能性梗阻与前列腺炎综合征的发病机制密切相关,与非神经源性膀胱群体截然不同。影像尿动力学检查显示,多数前列腺炎患者膀胱颈呈漏斗形态,膀胱-尿道协同失调。这种高压性的排尿功能障碍可能会增加易感人群的前列腺小管内发生尿液反流的风险;或该排尿失协调可能会导致会阴-盆腔的自主神经过度刺激,随后出现慢性神经性疼痛状态。

　　前列腺炎最常见的致病菌是肠杆菌家族(革兰阴性菌),65%～80%的感染由大肠杆菌所致。进一步检查发现,铜绿假单胞菌、沙雷菌属、克雷伯菌属和产气肠杆菌在感染患者中的检出率为 10%～15%。神经源性膀胱细菌性前列腺炎患者通常是慢性和无症状的。最重要的诊断依据/指征是有尿路感染反复发作病史。据报道,25%～43%的慢性细菌性前列腺炎患者有尿路感染反复发作病史。尿检通常没有脓细胞。应进行分段式下尿路尿培养,以定位前列腺感染部位。应选用具有良好的扩散至前列腺内部能力的抗生素治疗 4 周,如甲氧苄啶和氟喹诺酮类药物。急性期可行耻骨上导尿术。还可同时使用其他药物,如 α 受体阻滞剂和抗感染药物等。

第四节　男性尿道损伤或狭窄

频繁的插管有可能导致男性尿道损伤,长期、反复尿道损伤可导致假道形成、尿道外口狭窄,但发生率并不高。尿道狭窄多见于 5 年以上 IC 史患者,随着 IC 时间的延长,发生率增高。充分润滑导尿管,尽量使用亲水涂层导尿管,插管动作轻柔,避免过度用力,可尽可能降低尿道狭窄的发生率。

一、疼痛/不适

成年男性尿道长 16～22 cm,痛觉神经末梢敏感性高。当导尿管插入尿道时,可引起局部释放组胺、缓激肽、5-羟色胺等致痛物质,刺激尿道黏膜痛而出现应激反应。因此,患者的疼痛、紧张,可引起尿道括约肌痉挛性收缩,继而诱发强烈的尿道刺激性反应,甚至引起尿道黏膜水肿。伴尿道感染的患者插入导尿管时会加剧疼痛感。老年女性盆底肌肉松弛不足或黏膜萎缩也可导致在插/拔除导尿管时产生疼痛。

导尿相关的剧烈疼痛显著影响患者的生活质量。而负责导尿操作的人员经系统的培训后,可有效减轻疼痛。尿道的损伤更常见于无润滑导尿管的使用过程中。在导尿操作前,导尿管管壁需充分润滑,如有条件尽可能选用亲水涂层导尿管。对于中老年男性患者,使用弯头导尿管有助于导尿管顺利通过狭窄/梗阻部位(有效克服尿道内及膀胱内口的上行坡度,降低插管的难度),减弱疼痛、不适感。

二、出血

IC 患者常见尿道损伤,尤其在初始阶段。长期尿道出血的发生率高达 30%。亲水涂层导尿管的使用可显著降低神经源性膀胱 IC 患者血尿风险。Stensballe 等在一项健康受试者参与的交叉试验中得出了相同的结果。使用预置润滑涂层的导尿管或将润滑胶注入尿道,能降低尿道损伤的风险。IC 导致的出血,多为导尿管在插/拔时擦伤尿道柔弱黏膜面所致。若出血量较大,且有血凝块,则应该寻求专业人员的帮助。

三、假道

因尿道损伤导致假道生成,罕有报道。长期自我间歇性导尿导致尿道假道形成的发生率为 3%～9%;有假道的患者在施行 IC 时,若导尿管进入假道,无法正确抵达膀胱,可导致患者无法继续施行 IC,患者可表现为疼痛、尿道外口滴血、导尿管插入受阻、无尿液引流出来。

假道多见于伴有尿道狭窄、膀胱逼尿肌-括约肌协同失调、前列腺增大等持续性长期 IC 的男性患者。随着导尿技术的提高和新型导尿管的应用,这种并发症逐年减少。一旦发生尿道假道,应给予抗生素控制感染,并经尿道留置导尿管保持 3～6 周,大多数患者的假道可以愈合。尿道镜检示假道消失后,可以再开始尝试 IC 操作。

四、尿道狭窄

该并发症是长期 IC 男性患者特有的并发症,其发生率可能与 IC 病程呈正相关。多数尿道狭窄见于持续施行 IC 操作 5 年以后,发生率为 1％～9％,患病率约为 5％。虽然尿道狭窄的发生率较低,但导尿管的充分润滑和规范的导尿操作等常识性措施可进一步降低尿道狭窄的发生率。

疑似尿道狭窄患者可行尿道造影或尿道膀胱镜检查。来自墨西哥的 Cornejo-Dávila 等回顾性分析了 333 例(男性 250 例,女性 83 例)因脊髓损伤而需要进行 CIC 的患者,患者起病平均年龄为 27 岁。在平均随访 9 年的时间里,14 例(4.2％)男性患者发生尿道狭窄,发生尿道狭窄的平均时间为持续 CIC 治疗后 19.8 个月。其中有 12 例患者尿道狭窄部位在球部,狭窄段较短,均行经尿道内切开术,随访一年,未见尿道狭窄复发。另有 1 例为尿道外口狭窄,接受尿道外口成形术治疗。还有 1 例为尿道阴茎部狭窄,有多个狭窄段,该患者先进行耻骨上膀胱造瘘引流,再行二期尿道成形术。

第五节　其他少见并发症

有一些文献报道了更为少见的 IC 并发症。

一、过敏反应

Vaidyanathan 等报道 2 例使用聚氯乙烯(PVC)导尿管的患者,每次导尿前用利多卡因凝胶局部麻醉尿道,结果导致尿道外口出现局部肿胀和红斑样过敏反应,使用 Lofric 导尿管代替聚氯乙烯导尿管后过敏反应得到控制。

二、尿道黏膜损伤

Vaidyanathan 等报道 3 例截瘫的患者,因膀胱过度膨胀,在使用 Lofric 导尿管进行导尿时持续近 10 min,导致导尿管黏附在尿道黏膜上,用力拔除导尿管后导致黏附处的尿道黏膜拉伤伴尿道出血。调整 IC 策略后,每次导出尿液不超过 450 mL,随后未见类似并发症发生。

三、导尿管扭结

导尿管扭结极罕见,但有几例报告提及了该并发症。初治可尝试在膀胱镜下用激光切断导尿管后分段取出。

还有其他一些少见的并发症,如耻骨处阴毛带到膀胱内诱发膀胱结石、导尿管遗留在膀胱内、膀胱穿孔和膀胱内脓肿等都有报道,但发生率都很低。

主要参考文献

［1］ 黄健.中国泌尿外科和男科疾病诊断治疗指南(2019 版)［M］.北京:科学出版社,2020.

［2］ Bardsley A. Intermittent self-catheterisation in women:reducing the risk of UTIs［J］. British J Nurs,2014,23 Suppl 18:S20-S29.

［3］ Kershen R T, Azadzoi K M, Siroky M B. Blood flow, pressure and compliance in the male human bladder［J］. J Urol,2002,168(1):121-125.

［4］ Lamin E,Newman D K. Clean intermittent catheterization revisited［J］. Int Urol Nephrol,2016,48(6):931-939.

［5］ Woodbury M G, Hayes K C, Askes H K. Intermittent catheterization practices following spinal cord injury:a national survey［J］. Can J Urol, 2008,15(3):4065-4071.

［6］ Fumincelli L,Mazzo A,Martins J C A,et al. Quality of life of patients using intermittent urinary catheterization［J］. Rev Lat Am Enfermagem,2017,25: e2906.

［7］ Anderson R U. Prophylaxis of bacteriuria during intermittent catheterization of the acute neurogenic bladder［J］. J Urol,1980,123(3):364-366.

［8］ Cardenas D D, Moore K N, Dannels-McClure A, et al. Intermittent catheterization with a hydrophilic-coated catheter delays urinary tract infections in acute spinal cord injury:a prospective,randomized,multicenter trial［J］. PM R,2011,3(5):408-417.

［9］ Sarica S, Akkoc Y, Karapolat H, et al. Comparison of the use of conventional, hydrophilic and gel-lubricated catheters with regard to urethral micro trauma,urinary system infection,and patients satisfaction in patients with spinal cord injury:a randomized controlled study［J］. Eur J Phys Rehabil Med,2010,46(4):473-479.

［10］ 赵超男,林治凤.脊髓损伤患者间歇导尿时的尿路感染及预防［J］.中国康复理论与实践,2001,7(4):187.

［11］ 顾克菊,王雪文,钟秀君,等.ICU 病人留置尿管相关尿路感染病原菌分布及预防［J］.护理研究,2009,23(11A):2870-2871,2874.

［12］ Wyndaele J J. Complications of intermittent catheterization:their prevention and treatment［J］. Spinal Cord,2002,40(10):536-541.

[13] Elvy J, Colville A. Catheter-associated urinary tract infection: what is it, what causes it and how can we prevent it? [J]. J Infect Prev, 2009, 10(2): 36-41.

[14] Nicolle L E, Bradley S, Colgan R, et al. Infectious diseases society of America guidelines for the diagnosis and treatment of asymptomatic bacteriuria in adults[J]. Clin Infect Dis, 2005, 40(5): 643-654.

[15] Merritt J L. Residual urine volume: correlate of urinary tract infection in patients with spinal cord injury[J]. Arch Phys Med Rehabil, 1981, 62(11): 558-561.

[16] 于潮将, 冯虎, 高啸, 等. 脊髓损伤后尿路感染的研究进展[J]. 中国脊柱脊髓杂志, 2016, 26(11): 1042-1046.

[17] 方玉美, 徐祖豫. 间歇导尿术的护理管理[J]. 中国康复理论与实践, 1999, 5(4): 166-167.

[18] Schlager T A, Anderson S, Trudell J, et al. Nitrofurantoin prophylaxis for bacteriuria and urinary tract infection in children with neurogenic bladder on intermittent catheterization[J]. J Pediatr, 1998, 132(4): 704-708.

[19] Akil İ, Özen Ç, Cengiz B. Do patients with neurogenic bladder treated with clean intermittent catheterization need antibacterial prophylaxis? [J]. Turk J Med Sci, 2016, 23; 46(4): 1151-1154.

[20] Biardeau X, Corcos J. Intermittent catheterization in neurologic patients: update on genitourinary tract infection and urethral trauma[J]. Ann Phys Rehabil Med, 2016, 59(2): 125-129.

[21] 杨菁菁. 脊髓损伤患者间歇性导尿尿路感染的危险因素分析及预防对策[J]. 健康必读(下月刊), 2013(5): 480.

[22] 庞日朝, 张安仁, 王画鸽, 等. 间歇性导尿术对脊髓损伤后神经源性膀胱的作用[J]. 西南军医, 2008, 10(2): 44-45.

[23] 徐水凌, 顾敏, 尹秀, 等. 间歇性导尿术对脊髓损伤患者尿路感染的影响[J]. 中华物理医学与康复杂志, 2003, 25(8): 483-485.

[24] Mukai S, Shigemura K, Nomi M, et al. Retrospective study for risk factors for febrile UTI in spinal cord injury patients with routine concomitant intermittent catheterization in outpatient settings[J]. Spinal Cord, 2016, 54(1): 69-72.

[25] Seki N, Masuda K, Kinukawa N, et al. Risk factors for febrile urinary tract infection in children with myelodysplasia treated by clean intermittent catheterization[J]. Int J Urol, 2004, 11(11): 973-977.

[26] Clark J F, Mealing S J, Scott D A, et al. A cost-effectiveness analysis of

long-term intermittent catheterisation with hydrophilic and uncoated catheters[J]. Spinal cord,2016,54(1):73-77.

[27] Turi M H,Hanif S,Fasih Q,et al. Proportion of complications in patients practicing clean intermittent self-catheterization (CISC) vs indwelling catheter[J]. J Pak Med Assoc,2006,56(9):401-404.

[28] Wyndaele J J. Chronic prostatitis in spinal cord injury patients [J]. Paraplegia,1985,23(3):164-169.

[29] Wyndaele J J,Maes D. Clean intermittent self-catheterization: a 12-year followup[J]. J Urol,1990,143(5):906-908.

[30] Håansson M Å. Reuse versus single-use catheters for intermittent catheterization:what is safe and preferred? Review of current status[J]. Spinal Cord,2014,52(7):511-516.

[31] Bennett E. Intermittent self-catheterisation and the female patient[J]. Nurs Stand,2002,17(7):37-42.

[32] Hill T C, Baverstock R, Carlson K V, et al. Best practices for the treatment and prevention of urinary tract infection in the spinal cord injured population:the Alberta context[J]. Can Urol Assoc J,2013,7(3-4):122-130.

[33] Li L,Ye W,Ruan H,et al. Impact of hydrophilic catheters on urinary tract infections in people with spinal cord injury: systematic review and meta-analysis of randomized controlled trials[J]. Arch Phys Med Rehabil,2013,94(4):782-787.

[34] Di Benedetto P. Clean intermittent self-catheterization in neuro-urology [J]. Euro J Phys Rehab Med,2011,47(4):651-659.

[35] Cornejo-Dávila V,Durán-Ortiz S,Pacheco-Gahbler C. Incidence of urethral stricture in patients with spinal cord injury treated with clean intermittent self-catheterization[J]. Urology,2017,99:260-264.

[36] Hooton T M,Bradley S F,Cardenas D D,et al. Diagnosis,prevention,and treatment of catheter-associated urinary tract infection in adults: 2009 International Clinical Practice Guidelines from the Infectious Diseases Society of America[J]. Clin Infect Dis,2010,50(5):625-663.

[37] Lapides J, Diokno A C, Silber S J, et al. Clean, intermittent self-catheterization in the treatment of urinary tract disease[J]. J Urol,2017,197(2S):S122-S124.

[38] Chaudhry R, Balsara Z R, Madden-Fuentes R J, et al. Risk factors associated with recurrent urinary tract infection in neurogenic bladders

managed by clean intermittent catheterization[J]. Urology, 2017, 102: 213-218.

[39]　Vasudeva P, Madersbacher H. Factors implicated in pathogenesis of urinary tract infections in neurogenic bladders: some revered, few forgotten, others ignored[J]. Neurourol Urodyn, 2014, 33(1): 95-100.

[40]　Jensen A E, Hjeltnes N, Berstad J, et al. Residual urine following intermittent catheterisation in patients with spinal cord injuries[J]. Paraplegia, 1995, 33(12): 693-696.

[41]　Merritt J L. Residual urine volume: correlate of urinary tract infection in patients with spinal cord injury[J]. Arch Phys Med Rehabil, 1981, 62 (11): 558-561.

[42]　Krebs J, Bartel P, Pannek J. Residual urine volumes after intermittent catheterization in men with spinal cord injury[J]. Spinal Cord, 2013, 51 (10): 776-779.

[43]　Averbeck M A, Madersbacher H. Follow-up of the neuro-urological patient: a systematic review[J]. BJU Int, 2015, 115 Suppl 6: 39-46.

[44]　Lotan Y, Daudon M, Bruyère F, et al. Impact of fluid intake in the prevention of urinary system diseases: a brief review[J]. Curr Opin Nephrol Hypertens, 2013, 22 Suppl 1: S1-S10.

[45]　Kilinç S, Akman M N, Levendoglu F, et al. Diurnal variation of antidiuretic hormone and urinary output in spinal cord injury[J]. Spinal Cord, 1999, 37 (5): 332-335.

[46]　Hooton T M, Vecchio M, Iroz A, et al. Effect of increased daily water intake in premenopausal women with recurrent urinary tract infections: a randomized clinical trial[J]. JAMA Intern Med, 2018, 178(11): 1509-1515.

[47]　Goessaert A S, Antoons S, van Den Driessche M, et al. No-touch intermittent catheterization: caregiver point of view on sterility errors, duration, comfort and costs[J]. J Adv Nurs, 2013, 69(9): 2000-2007.

[48]　Afsar S I, Yemisci O U, Cosar S N S, et al. Compliance with clean intermittent catheterization in spinal cord injury patients: a long-term follow-up study[J]. Spinal Cord, 2013, 51(8): 645-649.

[49]　Shekelle P G, Morton S C, Clark K A, et al. Systematic review of risk factors for urinary tract infection in adults with spinal cord dysfunction [J]. J Spinal Cord Med, 1999, 22(4): 258-272.

[50]　Berger R E, Kessler D, Holmes K K. Etiology and manifestations of epididymitis in young men: correlations with sexual orientation[J]. J Infect

Dis,1987,155(6):1341-1343.

[51] Collins M M, Stafford R S, O'Leary M P, et al. How common is prostatitis? A national survey of physician visits[J]. J Urol,1998,159 (4):1224-1228.

[52] Kaplan S A, Te A E, Jacobs B Z. Urodynamic evidence of vesical neck obstruction in men with misdiagnosed chronic nonbacterial prostatitis and the therapeutic role of endoscopic incision of the bladder neck[J]. J Urol, 1994,152(6 Pt 1):2063-2065.

[53] Weidner W, Schiefer H G, Krauss H, et al. Chronic prostatitis: a thorough search for etiologically involved microorganisms in 1461 patients[J]. Infection,1991,19 Suppl 3:S119-S125.

[54] Stamey T A, Meares E M Jr, Winningham D G. Chronic bacterial prostatitis and the diffusion of drugs into prostatic fluid[J]. J Urol,1970, 103(2):187-194.

第十章 间歇性导尿方案的构建

间歇性导尿(IC)是无法有效排空膀胱患者的一种标准治疗方案,被国内外各大指南推荐。但 IC 最佳方案的构建,包括合理的导尿频次、导尿时机/间隔、每天的液体摄入量等,必须从多方面综合考虑后判定。IC 介入的病因学存在广泛的差异性,不同病因有不同的治疗目标和优先级别,所以方案的构建在满足疾病治疗目标的同时应兼具个体性。例如,对于产后尿潴留等仅需短期 IC 患者而言,其支配膀胱的神经系统多半是完整的,IC 方案相对简单,可以根据正常成年女性膀胱容量制订方案。对于神经源性膀胱患者而言,绝大多数需要长期接受 IC,甚至终生导尿(如脊髓损伤和脊柱裂患者),其膀胱类型表现为可变、易变和多变;所以,很难有适用于绝大多数神经源性膀胱患者的 IC 方案,必须根据患者具体情况,采取个体化的 IC 方案。也就是说,本章节我们将结合神经源性膀胱的诊治原则,聚焦于神经源性膀胱患者 IC 方案的构建。对于自主排尿功能保留或部分保留的非神经源性膀胱患者而言,IC 方案的构建可能并不适用于本章节内容。

第一节 间歇性导尿方案的制订

对于神经源性膀胱患者而言,IC 只是排尿功能障碍的标准治疗方案,不是目的。有效的 IC 可以改善患者的控尿能力,避免膀胱过度充盈,降低泌尿系统并发症的发生率,保护上尿路功能,最大限度地避免远期肾功能受损。所以,IC 的正确、有效实施,必须符合神经源性膀胱的治疗原则及优先级。欧洲泌尿外科学会神经源性膀胱诊断治疗指南认为神经源性膀胱的治疗原则和优先级如下:①上尿路功能的保护;②尿失禁的控制/改善;③下尿路功能的恢复;④患者生活质量的提高。其中,上尿路功能的保护为神经源性膀胱治疗第一原则,也是神经源性膀胱治疗无可动摇的"黄金准则"。充分发挥 IC 的临床优势,维持上尿路功能的健康,首先必须保证患者导尿间期的膀胱内压始终处于"相对安全的状态";从目前大多数文献来看,这个"相对安全状态"的临界值是 40 cmH$_2$O。其次,在患者发生尿失禁之前,通过 IC 将膀胱内尿液完全排空。因此,在制订 IC 方案前,应该通过(影像)尿动力学检查充分了解患者膀胱的顺应性、稳定性及膀胱安全容量等基本信息,而这些关键信息对于患者膀胱管理的指导,极具临床诊断价值。

一、间歇性导尿频次

合理的导尿频次是维系膀胱低压环境的关键因素,通过节律性充盈与排空膀胱,可减少尿路感染的发生。其核心要素包括防止膀胱过度充盈、合理的导尿频次、导尿管的合理化选择和完全排空膀胱等。导尿频次过高,会增加尿道累计损伤的概率和生活的不便;导尿频次过低,可能导致膀胱过度充盈,膀胱壁的抵抗力减低,细菌在膀胱内停留时间延长,进而增高尿路感染的发生率。一般认为,膀胱内细菌浓度变化呈指数型曲线。在膀胱充盈初始阶段,细菌浓度随着尿量增加而降低,随着时间的延长,细菌繁殖不断增多,细菌浓度迅速上升并超过起始浓度。所以,从膀胱腔内最初细菌浓度降低随后又返回初始细菌浓度水平所需的时间常被定义为"安全排空期",故通过 IC 在安全排空期内排空膀胱尿液,有助于保持膀胱无菌或清除菌尿。有研究认为,神经源性膀胱患者每天导尿 6 次的尿路感染发生率是每天导尿 3 次患者的 1/5,提示导尿频次在预防尿路感染中发挥着重要作用。多数文献认为,IC 患者每天导尿 4~6 次是一个比较好的方案。许多国家大多数 IC 患者的导尿频次亦为每天 4~6 次,在加拿大、巴西和葡萄牙每天 4~6 次的导尿频次患者占总体 SCI 患者数的 70%~80%。

一般而言,IC 患者每天应该导尿 4~6 次,导尿时间可依据生活习惯或工作灵活安排。婴幼儿可选择在 02:00、06:00、10:00、14:00、18:00 和 22:00 导尿,学龄期患儿可选择在清晨起床后、上午上学前、上午放学后、下午上学前、下午放学后和晚上睡觉前导尿,大年龄儿童或成人可通过 IC 培训和学习完全熟练掌握自我导尿技术。定期尿动力学检查确定相对安全膀胱容量(膀胱内压在 40 cmH$_2$O(1 cmH$_2$O=0.098 kPa)时的膀胱容量;或尽管膀胱内压小于 40 cmH$_2$O,当出现膀胱输尿管反流时对应的膀胱容量)及与 IC 相关的重要参数,记录每次导尿量。根据尿动力学参数(膀胱安全容量、膀胱顺应性和漏尿点膀胱容量等)、饮水量及导尿量适当调整导尿时机/间隔。时刻谨记,在膀胱内尿量达到膀胱安全容量前进行导尿,可更好地避免上尿路功能损害。

二、间歇性导尿的时机

什么时候开始导尿? 预期的单次导尿量应该是多少? 这是尤其关键的问题! 选择最佳时机完成导尿,能尽可能维持储尿期的膀胱低压环境,避免上尿路功能损害,维系患者的泌尿系统健康;同时,还有可能有效减少储尿终末期逼尿肌反射亢进导致的尿失禁症状。反之,不合理的 IC 时机(如 IC 时机延迟,导致膀胱处于高压状态)不仅无法保护患者的肾功能,还会导致泌尿系统并发症高发,泌尿系统功能进一步恶化。所以,确定合理的 IC 时机是 IC 方案能够获得最佳临床结局的核心因素之一。

1. 评判导尿时机的依据

临床上存有若干误区,例如根据剩余尿量来决定 IC 的导尿频次,甚至在剩余尿量很少的情况下终止 IC 处理。当类似的观点付诸神经源性膀胱患者的治疗时,不仅不恰当,还会危及患者的上尿路安全,以脊髓损伤(SCI)/脊柱裂患者最为明显。传统观点认为,不完全性 SCI 的患者通过积极的康复治疗同时联合 IC,最终能够实现部分或完全自主排尿,剩余尿量逐渐减少,这种情况下是可以根据剩余尿量减少 IC 次数,甚至停止 IC 的。但近年来,越来越多的研究认为所有的 SCI 群体均应该接受尿动力学检查,无论是完全性还是不完全性 SCI 患者,或无论何种程度活动能力的 SCI 患者,这是因为 SCI 程度与膀胱功能的异常程度和类型并无相关性,SCI 程度与上尿路功能损害的风险也并无相关性。所以,传统认为不完全性 SCI 患者能够恢复自主排尿仅仅是一种未经尿动力学确诊的、想当然的错误认知观,这种错误的认知观只会导致 SCI 患者膀胱功能进一步恶化,危及远期上尿路的安全。

如前所述,IC 是神经源性膀胱患者解决排尿问题的"金标准",是一种经典的治疗手段,所以 IC 需要满足神经源性膀胱的治疗原则和优先级。对于需要接受 IC 治疗的患者而言,在制订 IC 方案前患者的膀胱-尿道功能参数我们并不了解,包括膀胱安全容量等,仅能根据剩余尿量来决定导尿时机。然而,我们从另外的角度看待这个问题,膀胱内剩余尿量的多少能够预测膀胱内的压力吗? 显而易见,这是根本不可行的。在导尿前,患者的膀胱就有可能处于一个相对高压的状态,长此以往,会对上尿路功能造成严重损害,与神经源性膀胱的治疗原则相悖。图 10-1 所示的是一例 SCI 继发神经源性膀胱患者尿动力学检查资料。膀胱低速灌注至 50 mL 灌注量时,可见逼尿肌无抑制性收缩,随之膀胱内压迅速升高导致漏尿。漏尿后膀胱内剩余尿量只有 50 mL。从神经源性膀胱的治疗原则来看,该患者当前应扩大膀胱低压储尿容量,降低膀胱内压,缓解逼尿肌无抑制性收缩,而不是因剩余尿量少放弃 IC 治疗。简而言之,剩余尿量仅仅反映了逼尿肌和括约肌相互作用的结果,对于二者当前压力状态及具体的作用过程并不能清晰定义。对于该患者而言,低剩余尿量的结果由逼尿肌无抑制性收缩引起膀胱内压急剧升高,随之借助异常升高的压力将膀胱内尿液挤出体外后所致。这种"低剩余尿量"建立在极度危险的膀胱高压条件下,与患者"自己排尿后膀胱内有剩余尿量"是截然不同的结果!

也有观点认为,"发生尿失禁时,需要增加导尿频次,应将导尿时机提前"。这个观点也不恰当。患者发生了尿失禁可能是由膀胱内压升高,或膀胱内尿量超过容量阈值,诱发膀胱逼尿肌不稳定性收缩所致。导尿时机延迟可能违背保护上尿路功能和控制/改善尿失禁等神经源性膀胱治疗原则,基于此将导尿时机适当提前或增加导尿频次是可以的。然而,尿失禁也有可能是由尿路感染、膀胱结石诱发逼尿肌收缩所致。所以,如果发生了尿失禁或尿失禁的症状进一步加重,还需

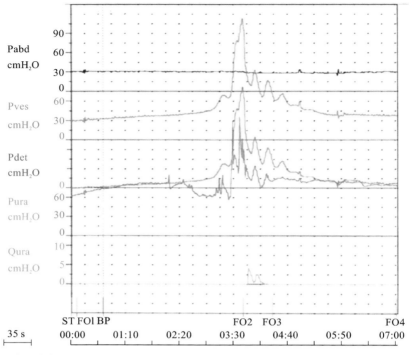

充盈速度：30 mL/min
充盈期膀胱感觉：缺失
逼尿肌功能：膀胱充盈至50 mL时，出现逼尿肌无抑制性收缩，膀胱内高压，漏尿
膀胱顺应性：4 mL/cmH$_2$O
尿道功能：逼尿肌收缩期间，尿道括约肌失协调性收缩
最大逼尿肌压力：154 cmH$_2$O
膀胱测压容量：60 mL
剩余尿量：50 mL

图 10-1　一例脊髓损伤继发神经源性膀胱患者尿动力学检查图

进行详细评估以确定导尿时机。

还有文献报道"导尿时机应选择在患者感觉有尿意时、治疗前、睡觉前"等，这种时机的选择方法也不正确。IC 除了解决患者不能自主排空膀胱的问题外，很重要的一点还在于其可保持储尿期膀胱始终处于低压状态，避免膀胱输尿管反流及上尿路积水的发生。很多神经源性膀胱患者，特别是 SCI 患者，膀胱感觉功能缺失或减退，或者说其尿意感与膀胱内压并没有明确的关联性，膀胱内压主要与膀胱容量及膀胱顺应性相关，而类似的相关性仅能依赖尿动力学检查才可真正客观判断。因此，导尿时机的选择，仅依赖患者的感觉，或简单地按作息时间确定显然是不合适的。

那么临床上如何选择准确的导尿时机呢？其评判依据是什么呢？简单来说，能够准确判定储尿期膀胱容量与膀胱内压的相关性，或能够精准判定逼尿肌无抑制性收缩时对应的膀胱容量的症状或检查，可以作为判定 IC 导尿时机的标准。

迄今为止，能够满足上述要求的、唯一的客观检查手段是尿动力学检查。因此，IC 的导尿时机选择依据只能是实时的尿动力学检查结果并给予个体化调整。

2. 导尿时机的判断

如前所述，IC 是神经源性膀胱的重要治疗手段之一，因此 IC 患者在每次导尿前，膀胱内压应维持在安全区间内。理想的 IC 应以膀胱安全容量为基础，即在确保上尿路安全的范围内实现安全导尿，既能保证有足够的导尿量，同时还能避免膀胱过度充盈。

McGuire 等在 1981 年提出逼尿肌漏尿点压（DLPP）概念，并将 DLPP 为 40 cmH_2O 作为预测上尿路功能损害的临界压力值。McGuire 等认为 DLPP 大于 40 cmH_2O 的患者，发生输尿管反流和肾积水等上尿路功能损害的可能性远大于 DLPP 小于或等于 40 cmH_2O 的患者，这个观点也被当今学者广泛认可。因此，储尿期尿动力学检查时，在无逼尿肌收缩及腹压改变的前提下，膀胱从空虚状态至膀胱内压升高达到 40 cmH_2O 时的膀胱容量为膀胱安全容量，在膀胱安全容量达到前及时排空膀胱，就可以有效避免储尿期膀胱内压过高造成的上尿路功能损害。但对于存在膀胱输尿管反流的患者，在影像尿动力学检查时，若膀胱充盈过程中出现反流，即使膀胱内压没有达到 40 cmH_2O，此刻的膀胱容量也即定义为膀胱安全容量。T6 及以上平面 SCI 患者实施 IC 时应尽量避免自主神经反射亢进，其典型的临床表现是突发性血压升高、皮肤潮红、出汗、头痛等，需要密切关注。一旦出现与其相关的临床症状/体征，应迅速排空膀胱缓解症状。研究显示，70%～80% 的自主神经反射亢进归因于膀胱过度充盈，所以合理的 IC 和及时排空膀胱是预防该并发症的有效手段。

通过尿动力学检查，精准识别膀胱逼尿肌无抑制性收缩时对应的膀胱容量，选择在逼尿肌无抑制性收缩前及时排空膀胱，既能够维持膀胱低压储尿环境和进行低压排尿（间歇性导尿可以实现低压排尿），还能够避免出现因逼尿肌无抑制性收缩导致的高压性尿失禁症状，同时兼顾了神经源性膀胱保护上尿路和控制尿失禁的两项治疗原则。对于逼尿肌-括约肌协同失调的患者而言，在逼尿肌无抑制性收缩前排空膀胱还可避免因括约肌痉挛造成的导尿困难；相应地，可以最大限度地降低插管困难导致的尿道损伤、出血和感染的风险，提高患者的满意度和生活质量。

依据对尿动力学检查结果的综合评估，可分析出最适宜的预期尿液导尿量，但临床实践中每次导尿均能捕获最适宜的导尿量是非常困难的。近年来出现一款简易的便携式 B 超机，该便携式膀胱扫描仪测得的膀胱容量与导尿法所测得的膀胱容量相比较，结果差异仅为 ±50 mL。杨凤翔等报道在传统 CIC 的基础上引进膀胱扫描仪进行膀胱功能测定，在常规导尿时间点导尿前，先用膀胱扫描仪测定患者膀胱内尿量，若膀胱内尿量未达到合理容量，可适当推迟导尿时间，以减少不必要的导尿，减轻患者的痛苦；当膀胱内尿量接近膀胱安全容量最大值时，及时导尿,可避免膀胱过度充盈,及时降低膀胱内压,减少对肾脏的损伤。同时也可以结合膀胱扫描仪测得的膀胱内尿量及每次导出的尿量,调整患者饮水计划或导尿时机,找到适合患者的最佳导尿时机。

用膀胱扫描仪测膀胱容量是一项对患者无痛的操作,护理人员操作方便,且测定尿量准确,为临床治疗和预后提供了理想的诊断依据。但目前该仪器售价较高,且测定时需要患者卧位静止,由照护者进行操作,无法由患者独立完成,限制了其在临床上的应用。

3. 液体摄入量的调整

IC 患者需要严格控制液体摄入量,最好能养成每日固定摄入液体的习惯,这样每日产生的尿量及单位时间内尿量可能会有规律可循。由尿动力学检查而来的单次导尿量往往是相对固定的,摄入液体量太多,总的尿量生成增加,则必须增加导尿次数才能在合理的膀胱内压下排空膀胱;若摄入液体量太少,日产生的尿量太少,可能达不到每日最低生理尿量要求,并易造成尿液混浊、沉淀物及残渣增多,诱发尿路感染、膀胱结石等并发症。虽然液体摄入量减少会减少每日尿液总量,但仍不能将 IC 频次减少到每日 1～2 次,因为每日导尿次数太少,会导致导尿间隔时间太长,增加感染的机会。

每日液体摄入量的确定要依据尿动力学检查提供的合理单次导尿量,以及每日的导尿次数。例如一例 IC 患者检查过程中,膀胱内灌注在膀胱充盈 260 mL 时膀胱内压超过 40 cmH$_2$O,同时诱发膀胱逼尿肌无抑制性收缩导致漏尿,那么需要尽可能在膀胱容量达到 250 mL 时排空膀胱,若每日导尿 4～6 次,每日的总尿量就是 1000～1500 mL,这个量能达到一个成年人每日尿量的基本要求,以每日导尿 6 次、总尿量 1500 mL 计,每日的液体摄入量就应该是 1500 mL 加上当日的显性或隐性失水量,如出汗或肠道丢失的液体量。

如何安排液体摄入量将在下一节讨论。图 10-2 所示为 IC 患者的 IC 方案制订流程图。

4. 举例说明如何确定间歇性导尿方案

(1) 例 1,31 岁女性,截瘫(损伤平面 T6),不完全性损伤(AIS 分级 B)。患者主诉平时有尿意感,每日自主排尿 4 次,随后进行自我间歇性导尿每日 4 次,过去 3 个月有大量漏尿的情况发生,未经药物治疗。其尿动力学检查结果见图 10-3。

本例患者在膀胱充盈早期,膀胱顺应性基本正常,但膀胱充盈到 198 mL 的时候出现膀胱逼尿肌无抑制性收缩,伴有漏尿发生,同时伴有膀胱逼尿肌-外括约肌协同失调。膀胱剩余尿量 150 mL。那么制订本例患者的 IC 方案时,首先应确定最适单次导尿量,若在 198 mL 之前排空膀胱,则有可能避免膀胱逼尿肌不稳定性收缩,避免尿失禁及括约肌痉挛造成的导尿困难,且膀胱内仍可以维持一定的低压。以每日导尿 6 次计算,单次导尿量为 200 mL,一日总的尿量就有 1200 mL,基本能满足其生理尿量要求。总的液体摄入量 1200 mL 加上其他失水量,一日总的

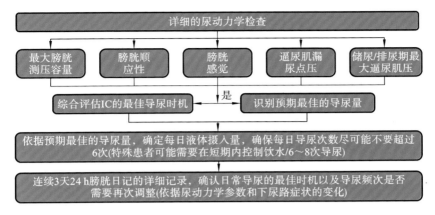

图 10-2　间歇性导尿方案制订流程图

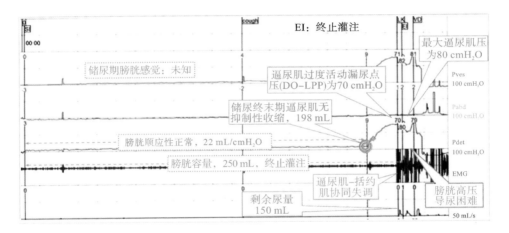

图 10-3　例 1 患者第一次尿动力学检查图

进水量可以控制在 1500 mL 左右。同时给予患者 M 受体阻滞剂，抑制和减少逼尿肌的不稳定性收缩，以期能扩大单次安全导尿容量范围。在每次导尿时力求将膀胱排空，这样就不必过虑剩余尿问题。IC 的时机和预期导尿量与剩余尿量并无直接相关性，这是与传统观念截然不同的地方。

故患者最终导尿方案为每日液体摄入总量 1500～1800 mL，每日导尿 6 次，每次导尿量为 200 mL 左右，同时予以口服盐酸曲司氯铵，60 mg/d，缓解逼尿肌无抑制性收缩和尿失禁。2 个月后患者尿失禁症状仍持续存在，但较以前好转。患者主诉每次导尿前仍尝试自行排尿后再行 CISC，患者自行排尿后的剩余尿量为 100 mL。尿常规检查基本正常。复查尿动力学，结果见图 10-4。

从复查尿动力学结果来看，膀胱充盈早期的顺应性仍可，但在充盈至 180 mL 的时候出现膀胱逼尿肌无抑制性收缩，并伴有逼尿肌-外括约肌协同失调，充盈早

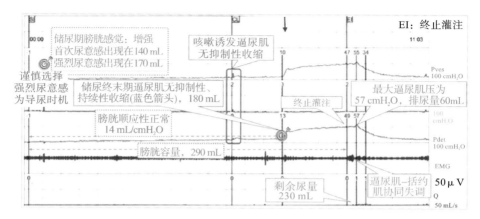

图 10-4　例 1 患者第二次尿动力学检查图

期仍有咳嗽诱发逼尿肌无抑制性收缩,但无漏尿发生。检查过程中患者自行排尿 60 mL,剩余尿量为 230 mL。逼尿肌无抑制性收缩提前可能与神经系统病变不稳定,仍处于疾病进展期有关,但治疗后逼尿肌收缩的幅度较前下降。为改善患者生活质量,减少尿失禁的发生,将盐酸曲司氯铵剂量增加至 80 mg/d,导尿次数增加至 8 次/日,每次导尿量约为 170 mL,每日总尿量约为 1360 mL,每日的液体总摄入量为 1500～1800 mL。

本例案例关键在于,SCI 患者尿失禁症状虽然缓解,但是并不意味着上尿路功能损害风险得以解除。对于 SCI 患者而言,下尿路症状的严重程度与上尿路功能损害的风险并无相关性。所以,尿失禁症状的改善,并不能成为 IC 方案的调整标准。因为尿失禁症状的缓解而减少 IC 次数,有时只会导致 SCI 患者泌尿系统功能进一步恶化。

(2) 例 2,36 岁男性,完全性 SCI(AIS 分级 A),截瘫(损伤平面 T12)。体格检查可见肛周感觉和肛门深感觉缺失,球海绵体反射和肛门反射阴性,肛门张力低下。尿常规提示轻度尿路感染。B 超提示膀胱结石。患者无法自主排尿,每日 CISC 4 次,每次导尿量为 200～400 mL,在 CISC 间期有漏尿发生。其尿动力学检查结果见图 10-5。

本例患者在检查过程中,充盈早期膀胱顺应性良好,首次尿意感出现在 180 mL,逼尿肌非自主收缩出现在 250 mL,随后出现漏尿,排尿期最大逼尿肌压力为 40 cmH$_2$O,膀胱测压容量为 350 mL,剩余尿量 280 mL。该患者首选通过手术取出膀胱结石,每日 CISC 的次数调整至 4～6 次,单次导尿量控制在 250 mL(约 70％的膀胱容量),既可以维持膀胱低压环境,确保膀胱壁充分的血流供应,能最大限度地抵御细菌侵蚀的可能性,还能避免尿失禁的发生。本次检查患者剩余尿量 280 mL,但与 IC 频次和时机的调整并无直接相关性。4 个月后复查,体格检查

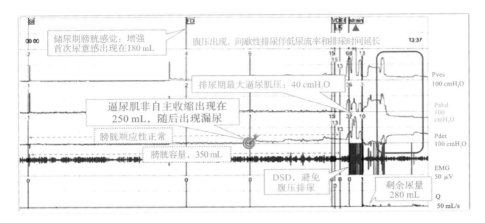

图 10-5　例 2 患者第一次尿动力学检查图

DSD,逼尿肌-括约肌协同失调

的结果无明显改变,尿常规未提示感染征象,CISC 的频次为每日 4～6 次,但患者没有记录导尿量。在 CISC 间期无漏尿发生。

　　第二次尿动力学检查结果(图 10-6)提示,充盈早期仍保持良好的膀胱顺应性,首次尿意感出现在 250 mL,强烈尿意感出现在 350 mL,膀胱逼尿肌无抑制性收缩出现在 340 mL,仍有逼尿肌-括约肌协同失调。综合考虑尿动力学检查结果:膀胱感觉基本恢复正常,膀胱感觉对应的膀胱内压维持在安全范围内,膀胱容量基本正常。建议患者 IC 方案更改为以强烈尿意感为导尿时机(膀胱处于低压力状态且无尿失禁),频次为每日 4～5 次,导尿量控制在 350 mL 以内,每日液体总摄入量为 1500～2000 mL。

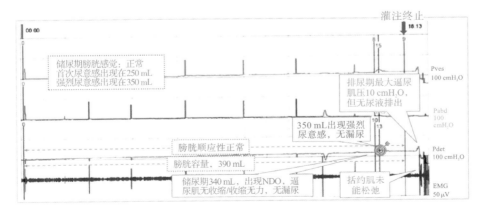

图 10-6　例 2 患者第二次尿动力学检查图

NDO,逼尿肌无抑制性收缩

第二节 间歇性导尿患者饮水计划

间歇性导尿(IC)患者应根据患者的个体情况制订饮水计划,以利于形成规律的尿液生成量时间表,便于确定最佳的导尿间隔/导尿时机及导尿频次。

患者每日液体摄入量应严格控制在合理范围内,总量的计算方法是尿动力学检查建议的预期最佳单次导尿量乘以适当的日导尿次数,且液体的摄入应均匀(平均 100～125 mL/h),以防止未能及时导尿造成的膀胱过度充盈或高压性漏尿,或导尿时膀胱内尿量未达到预期的导尿量而增加了不必要的导尿次数。饮水包括所有的流质食物中含的水,如粥、汤、果汁等。晚上 8 时后尽量不要饮水,避免膀胱夜间过度膨胀。

尽量避免饮用茶、咖啡等利尿性饮料,同时尽量避免摄入刺激性、酸辣食物等。口服某些抑制膀胱痉挛的药物时会有口干的副作用,不要因此大量进水,只需间断少量饮水湿润口腔即可。进食或进饮后,请即时准确地记录分量,每日的进出量须保持平衡,如未能达到目标,需根据情况做出适当的调节。

应指导患者制订一个包括每日进餐在内的饮水计划表(图 10-7),每日按计划表补充水量,并做好记录;同时记录每日的排尿时间和尿量、导尿时间和导尿量(图10-8),根据 IC 的时间、次数及单次导尿量对饮水量和时间进行适当的调整,使得导尿的次数和时间控制在合理范围内。

参考饮水计划如下。

早餐:200～250 mL 水、流质

早餐后午餐前:200～250 mL 水、流质

午餐:200～250 mL 水、流质

午餐后晚餐前:200～250 mL 水、流质

晚餐:200～250 mL 水、流质

(如进食水果或汤类,则减少饮水量)

饮水计划中的水包括主食内含有的水,一般 1 碗(普通碗 7 成满)粥含水约 200 mL,1 碗(普通碗 7 成满)麦片含水约 150 mL,1 碗(普通碗 7 成满)饭含水约 100 mL。

间歇性导尿记录单也可以用表格(表 10-1)的形式进行记录,对在家长期进行 IC 的患者,不需要每日记录导尿情况,但需要间隔一段时间自行记录 1 天,以动态了解饮水量、自行排出尿量及导尿量的变化,以便作为调整导尿方案的参考。但在病情有变化的时候,包括原发神经性病变,导尿过程中出现了并发症等,需要至少连续 3 天主动记录 IC 执行情况,便于疾病的诊断和处理。

科室　　床号　　姓名　　年龄　　性别　　诊断

饮 水 计 划

饮水计划：患者进行间歇性导尿前的准备工作及间歇性导尿期间要实行的，以避免膀胱因不能排尿而过度膨胀，有损其功能。

饮水计划中每日饮水量为1550～1650 mL，不可超过2000 mL。饮水包括所有流质食物中含的水，如粥、汤、果汁等，如食用了以上流质食物，要减少饮水量，以保持饮水量为每日1650 mL。

晚上8时后尽量不要饮水，避免膀胱夜间过度膨胀。

不要饮利尿性饮品，如茶、汽水、含酒精饮品、糖水等。

时　　间	饮　　水	每　小时放小便
8AM	mL	
10AM	mL	
12N	mL	
1PM	mL	
3PM	mL	
4PM	mL	
5PM	mL	
7PM	mL	
8PM	mL	
12MN	mL	
4AM	mL	

共：_____ mL

患者或家属签字：

护　士　签　字：

图 10-7　饮水计划表

表 10-1　间歇性导尿记录单

姓名：　　　　年龄：　　　　导尿管类型：

日期	时间	饮水量/mL	排尿/漏尿量/mL	导尿量/mL	备注

续表

日期	时间	饮水量/mL	排尿/漏尿量/mL	导尿量/mL	备注

间歇性导尿
Intermittent Catheterization

姓名：　　　　性别：男　年龄：31岁　　科别：康复医学科病区　　床号：　　住院号：

星 期	五	六	日	一	二	三	四
日 期	18-11-09	10	11	12	13	14	15
住院天数	1	2	3	4	5	6	7
导尿次数	1 2 3 4 5 6	1 2 3 4 5 6	1 2 3 4 5 6	1 2 3 4 5 6	1 2 3 4 5 6	1 2 3 4 5 6	1 2 3 4 5 6
导尿时间		0　8　16　4　12　20	0　8　16　4　12　22	0　8　16　4　12　20	0　8　16　4　12　20	0　8　16　4　12　20	0　8　16　4　12　20

备注：　　×-饮水量　　●-导尿量或剩余尿量　　　　○-两次导尿之间自行排出尿量　　　　　　第 1 页

图 10-8　间歇性导尿记录单

　　若有条件,患者也可记录更为详细的膀胱日记(图 10-9)。详细的膀胱日记记录参数,有助于评估临床实践中最佳的导尿时机。制订合理的 IC 方案,需要鉴别最适宜的预期导尿量,实施的先决条件是计划 IC 前,了解患者的尿液生成速度和规律性。在移除留置导尿管、开始 IC 前,可以利用留置导尿管监测患者的液体摄入量、排尿量和排尿模式,有助于制订个性化的 IC 方案。随后在 IC 的第一周,应监测同样的信息,增加导尿量或剩余尿量记录。这些信息有助于确定和调整导尿频次。若能借助计算机或手机智能 APP 工具,将膀胱日记的参数进行表格化/图形化设定,则可以更为直观地了解患者液体摄入及排尿情况(图 10-10),有助于 IC 临床实践的开展和监测。

膀 胱 日 记

年份	2020	月份	7	日期	27
起床时间		8:00	液体量阈值 (ml)		450
体液消耗均值 (ml)		20	导尿量阈值 (ml)		400

时间	导尿量 (ml)	自排量 (ml)	灌尿量 (ml)	喝水量 (ml)	喝咖啡/茶量 (ml)	喝酒量 (ml)	喝其他饮料量 (ml)	食物含水量 (米饭/西瓜等, ml)	总的液体摄入量 (ml)	尿液颜色	排尿前尿急迫或疼痛	是否插管困难
8:00				200					200			
9:00				100					100			
10:00	400		150	200					200			
11:00												
12:00				200					200			
13:00												
14:00	380			200					200			
15:00				100					100			
16:00				200					200			
17:00												
18:00	300			200					200			
19:00				100					100			
20:00												
21:00												
22:00	200			200					200			
23:00												
0:00												
1:00												
2:00			200									
3:00												
4:00												
5:00												
6:00	400											
7:00												
总计	1,680	0	350	1,700	0	0	0	0	1,700			

图 10-9　膀胱日记

　　尿液主要含水(约 95%)。但尿液的其余内容物因人而异,具体视个人饮食、呼吸或暴露的条件而定,不同食物与药物的摄入可能对尿液的颜色或形状带来一定影响,这种影响在正常人群和进行 IC 治疗的患者间并无差异。正常尿液为淡黄色的清澈透明液体,几乎无味,下面列举几种常见尿液颜色或性状改变的可能食品或药物原因,或可能伴发的疾病(表 10-2)。

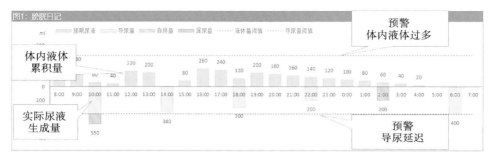

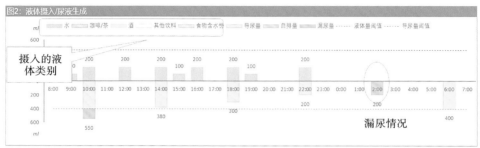

图 10-10   液体摄入及排尿趋势直方图

表 10-2   几种常见尿液颜色或性状改变的可能食品或药物原因，或可能伴发的疾病

颜 色	食品或药物原因	病 理 因 素
混浊	富含嘌呤的食物	高磷酸盐尿、脓尿、乳糜尿、脂质尿
棕色	蚕豆、左旋多巴、甲硝唑、呋喃妥因	胆色素、肌红蛋白
棕黑色	波希鼠李皮、甲基多巴、大黄、芦荟	胆色素、黑色素、正铁血红蛋白、假单胞菌引起的 UTI、肝病
绿色或蓝色	芦笋（恶臭）、硫胺类药、阿米替林、吲哚美辛、西咪替丁、异丙嗪、氨苯蝶啶、枸橼酸西地那非	假单胞菌引起的 UTI
橙色	胡萝卜、维生素 C、吩噻嗪类药、华法林	因尿色素浓度升高引起的脱水
红色或粉色	甜菜根、草莓、大黄、利福平、布洛芬、左旋多巴、氯丙嗪、硫利达嗪、丙泊酚	血尿
黄色	胡萝卜、波希鼠李皮、B 族维生素	浓缩尿
黑色	亚铁盐	

第三节　间歇性导尿的宣教和随访

IC 的疗效与患者的遵医行为密切相关。同时,医疗专业人员应充分意识到 1 天内多次导尿会给患者生活带来一定的不便,IC 长期依从性是未来不得不面对的艰巨挑战。当 IC 执行遇到困难,或难以融入日常生活、影响家庭生活和社会交往,或令人感到焦虑、震惊、恐惧和沮丧时,将会严重降低患者的生活质量;反之,随着患者睡眠质量、性生活质量的改善,独立性、自信心的增强,尿失禁、尿路感染、反复发热、结石、肾功能损害的缓解,患者生活质量得以不断提高。因此,对于 IC 治疗的每一个患者而言,长期的定期随访及专业支持对于患者正确地遵循 IC 原则至关重要。推荐的随访频次应是个体化的;文献报道随访频次从 1 周 1 次至 6 个月 1 次不等。良好的宣教及定期随访不仅能让患者了解坚持 IC 治疗的重要性,继而积极参与和配合治疗;还能够显著提高患者的生活质量和依从性。也就是说,有效的宣教策略是能否将 IC 融入患者日常生活的基础要素。

医疗专业人员需要为患者提供一个有效的联系方式,评估患者对 IC 技术的掌握及理解程度,审核膀胱日记/IC 记录表,对常见技术性问题提供帮助,指导和支持患者将 IC 尽快和高效融入日常活动;患者清晰地了解寻求帮助的途径和可提供专业支持的人员,常与熟练掌握 IC 操作或熟知 IC 技巧/小贴士的人员沟通和讨论,能够帮助他们解决临床常见问题并快速将 IC 和日常生活有效整合,这样会极大地增强患者的信心。

除上述内容外,患者还需定期接受泌尿系统全面检查,包括上尿路功能、尿常规、尿细菌学培养等,还要进行双肾 B 超或上尿路造影等影像学检查、尿动力学(或影像尿动力学)检查,若有非感染性的血尿,还需进行膀胱镜检查以排除结石和肿瘤。

随着病程的延长及膀胱功能的改善或恶化,可能会依据尿动力学结果,以及患者的饮水量、导尿频次和预期导尿量、恢复部分自主排尿功能但仍存有的剩余尿量等,对 IC 方案进行适当的调整。对于经过系统康复治疗,自主排尿功能有改善的患者,可以根据剩余尿量的多少调节导尿的频次和间隔时间(表 10-3)。依照表 10-3 调整 IC 频次也会带来一定的临床问题。例如,剩余尿量为 150～300 mL 时,将导尿频次调整为每天 1～2 次,中间加强自我排尿。在该调节方案中,患者虽然排尿功能部分恢复,排尿后剩余尿量减少,但若患者施行的是 CIC,每次导尿仍有可能将细菌带入膀胱内。若一天只导尿 1～2 次,导尿间期延长,剩余尿液在膀胱内长时间淤积,细菌容易定植生长,甚至形成生物被膜,会导致泌尿系统感染风险加剧或反复发作。除非每次导尿严格按照无菌原则操作,避免将细菌带入膀胱内,才有可能避免因导尿间期延长而导致的细菌定植,减少泌尿系统感染的机会。因此,IC 方案虽然可以根据患者病情变化和实际情况进行适度调整,但导尿频次及间隔时间的调整,仍需兼顾个体化的原则。

表 10-3 间歇性导尿频次的调整

剩 余 尿 量	频 次
完全不能自主排尿	平均 4～5 次/天，根据患者的具体情况可以达 6 次/天
超过 500 mL	每天导尿多于 3 次
300～500 mL	2～3 次/天
150～300 mL	1～2 次/天
少于 150 mL	1 次/天
3 次连续检测少于 100 mL	停止 IC，重复监测剩余尿量，根据情况在需要时导尿，有时可以少至每周 1 次

　　IC 患者的最佳随访频次，目前尚无定论。在开始 IC 的早期，建议每 6 个月进行 1 次随访，进行全面的临床检查，并且最初 2 年须行尿动力学和影像学检查。在随后的 5 年里，每年随访 1 次。然后在接下来的 8 年里，每 2 年随访 1 次。IC 施行 15 年后，每 2～5 年进行 1 次系统的临床及超声检查。

主要参考文献

［1］ McGuire E J，Woodside J R，Borden T A，et al. Prognostic value of urodynamic testing in myelodysplastic patients［J］. J Urol，1981，126（2）：205-209.

［2］ McGuire E J，Woodside J R，Borden T A. Upper urinary tract deterioration in patients with myelodysplasia and detrusor hypertonia：a followup study［J］. J Urol，1983，129（4）：823-826.

［3］ Ozkan B，Demirkesen O，Durak H，et al. Which factors predict upper urinary tract deterioration in overactive neurogenic bladder dysfunction？［J］. Urology，2005，66（1）：99-104.

［4］ McGuire E J. Urodynamics of the neurogenic bladder［J］. Urol Clin North Am，2010，37（4）：507-516.

［5］ Wöllner J，Pannek J. Urodynamic or video-urodynamic assessment in patients with spinal cord injury：this is not a question！［J］. Spinal Cord，2015，53（Suppl 1），S22-S24.

［6］ Woodbury M G，Hayes K C，Askes H K. Intermittent catheterization practices following spinal cord injury：a national survey［J］. Can J Urol，2008，15（3）：4065-4071.

［7］ Fumincelli L，Mazzo A，Martins J C A，et al. Quality of life of patients using intermittent urinary catheterization［J］. Rev Lat Am Enfermagem，2017，25：e2906.

[8]　孙智玲,孙小兵,尹美英.清洁间歇导尿在小儿神经性膀胱护理中的应用[J].护理研究,2011,25(7):1831-1832.

[9]　姚宇游,徐云,华剑红,等.护理干预在间歇性清洁导尿治疗糖尿病神经源性膀胱中的应用体会[J].实用临床医药杂志,2013,17(10):14-16.

[10]　杨凤翔,吴远鸿,李海峰,等.膀胱扫描仪联合间歇导尿术对神经源性膀胱的临床应用[J].护士进修杂志,2014,29(11):1026-1027.

[11]　宋佳牡.膀胱扫描仪在脊髓损伤患者间歇性导尿中的应用[J].护理学杂志,2013,28(1):47.

[12]　高丽娟,鞠彦合,刘丽岩,等.膀胱容量测定仪在神经源性膀胱患者间歇导尿中的临床应用[J].中国康复理论与实践,2007,13(7):619-620.

[13]　王淼,罗汉华,李媛媛,等.间歇导尿术在脊髓损伤致神经源性膀胱中的心理影响[J].中外医学研究,2016,14(15):29-30.

[14]　郭君.间歇导尿在脑卒中神经源性膀胱患者中的应用分析[J].中国实用神经疾病杂志,2013,16(4):72-73.

[15]　孟玲,钱进,李巧玲,等.清洁自我间歇性导尿教导模式临床运用的效果分析[J].中国康复医学杂志,2016,31(5):568-570.

[16]　时美芳,顾旭东,沈雅萍,等.居家自我清洁间歇导尿在脊髓损伤患者中的应用[J].护理与康复,2013,12(12):1182-1183.

[17]　唐芳,艾艳,朱世琼.对脊髓损伤间歇导尿患者实施个性化饮水计划的效果观察[J].实用医院临床杂志,2014,11(2):135-137.

[18]　袁灵雁.健康教育对清洁间歇性自家导尿术病人的影响[J].全科护理,2008,6(11):2935-2936.

[19]　周厚湘,谢磊,马淙,等.间歇性导尿术在截瘫患者护理中的评价分析[J].齐鲁护理杂志,2010,16(10):87-88.

[20]　Woodbury M G,Hayes K C,Askes H K. Intermittent catheterization practices following spinal cord injury:a national survey[J]. Can J Urol,2008,15(3):4065-4071.

[21]　Naish W. Intermittent self-catheterisation for managing urinary problems [J]. Prof Nurse,2003,18(10):585-587.

[22]　Nazarko L. Intermittent self-catheterisation:past,present and future[J]. Br J Community Nurs,17(9):408,410-412.

[23]　Mangnall J. Managing and teaching intermittent catheterisation[J]. Br J Community Nurs,2015,20(2):82,84,86.

[24]　Guinet-Lacoste A,Jousse M,Verollet D,et al. Validation of the InCaSaQ,a new tool for the evaluation of patient satisfaction with clean intermittent self-catheterization[J]. Annals Phys Rehabil Med,2014,57(3):159-168.

［25］ Guinet-Lacoste A，Jousse M，Tan E，et al．Intermittent catheterization difficulty questionnaire（ICDQ）：a new tool for the evaluation of patient difficulties with clean intermittent self-catheterization ［J］．Neurourol Urodyn，2016，35（1）：85-89．

［26］ Simerville J A，Maxted W C，Pahira J J．Urinalysis：a comprehensive review[J]．Am Fam Physician，2005，71（6）：1153-1162．